Wellness-Yoga
für Schwangere

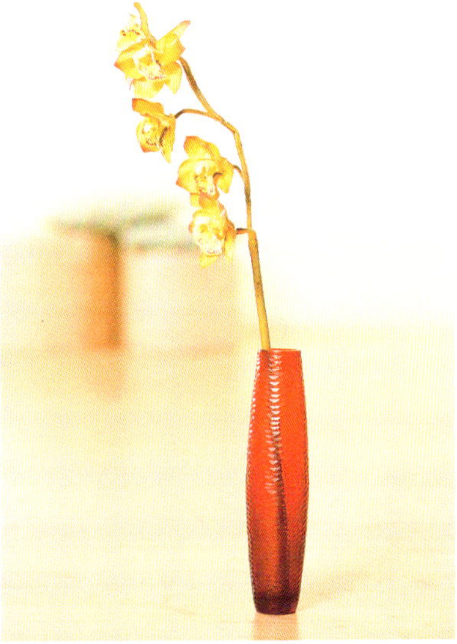

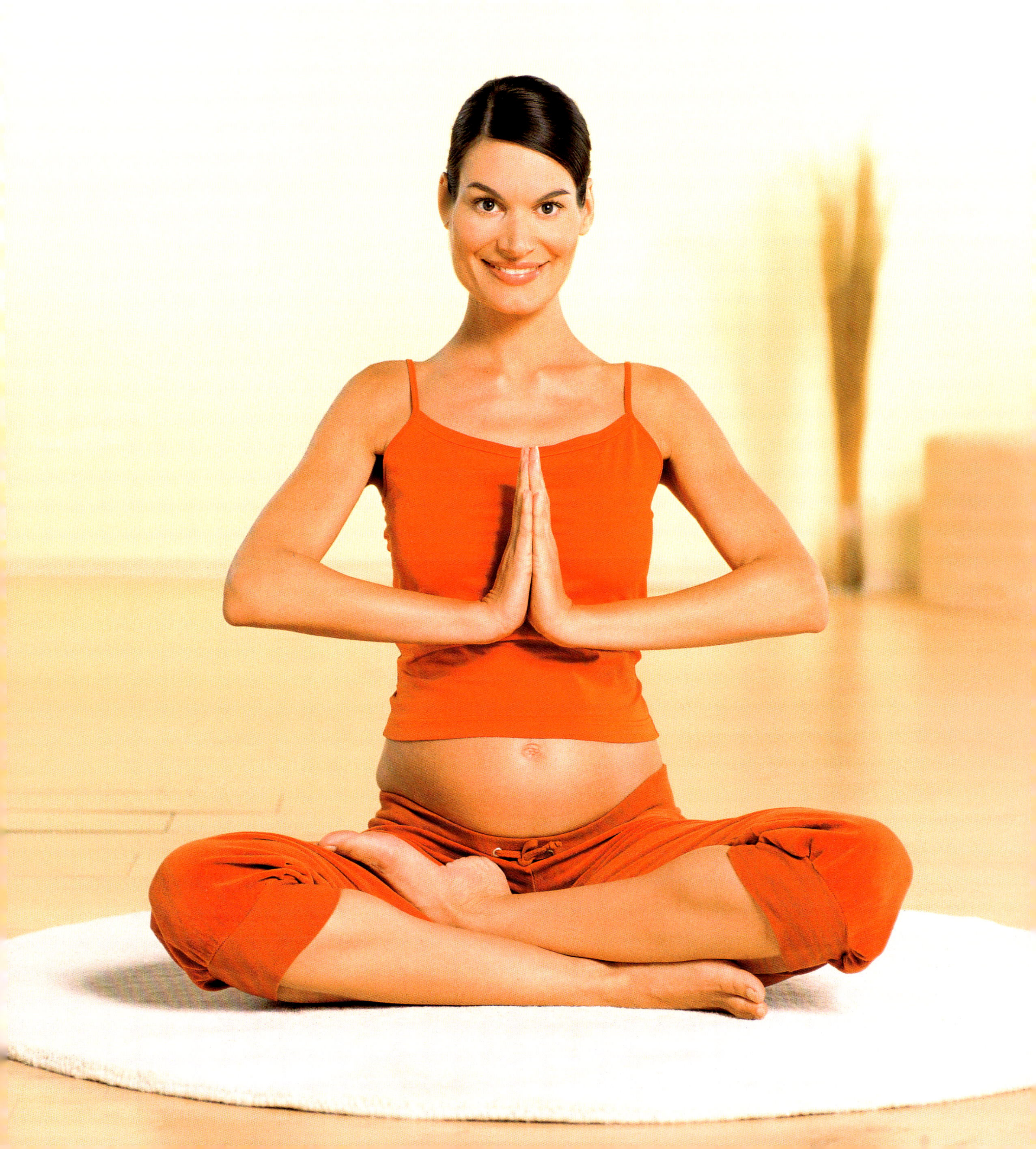

MIRIAM WESSELS • HEIKE OELLERICH

Wellness-Yoga
für Schwangere

Wohlbefinden für Sie und Ihr Baby

blv

Yoga in der Schwangerschaft

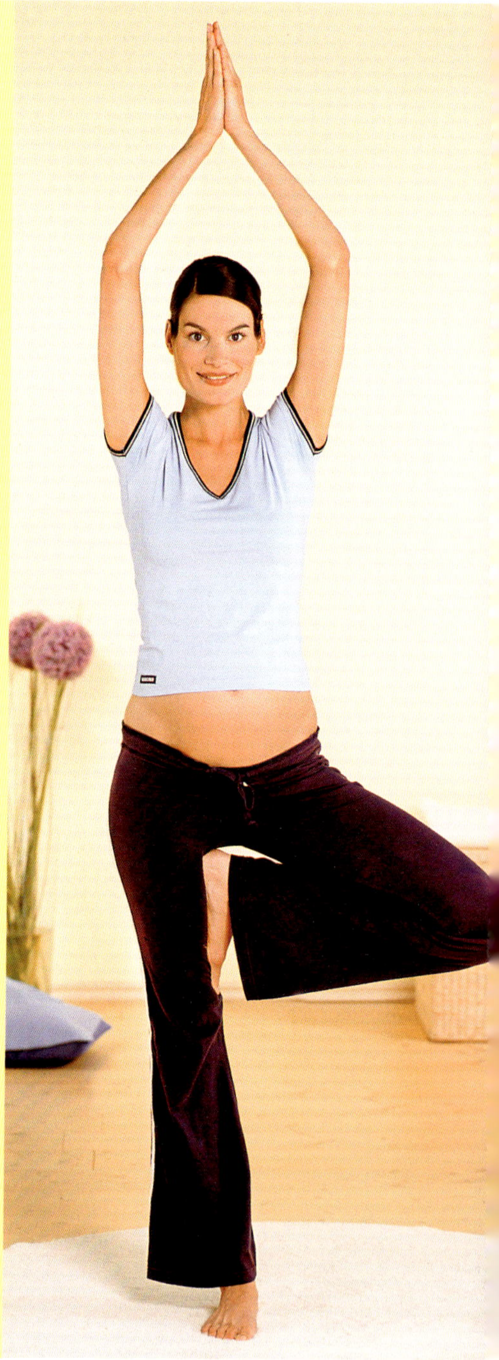

Inhalt

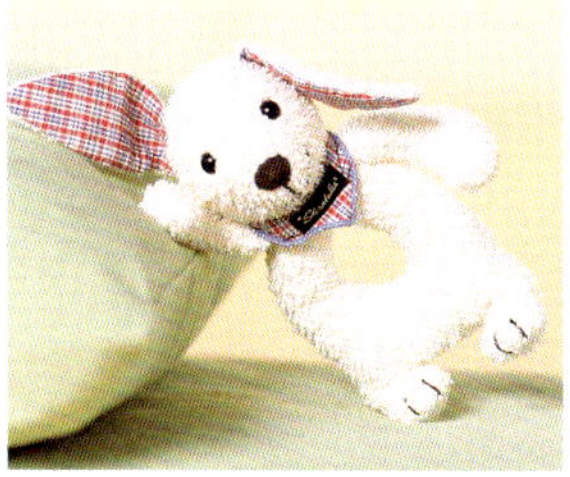

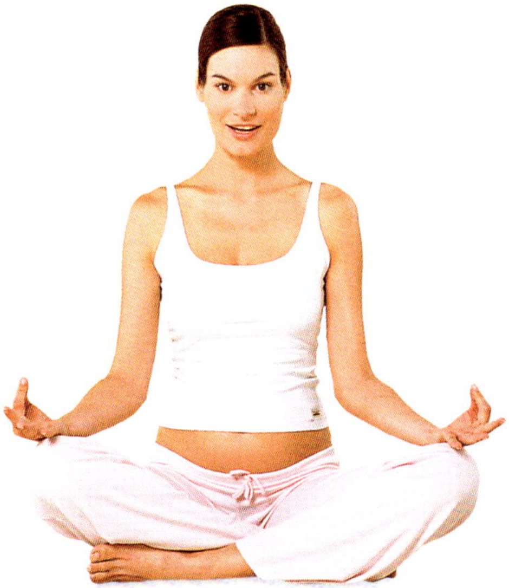

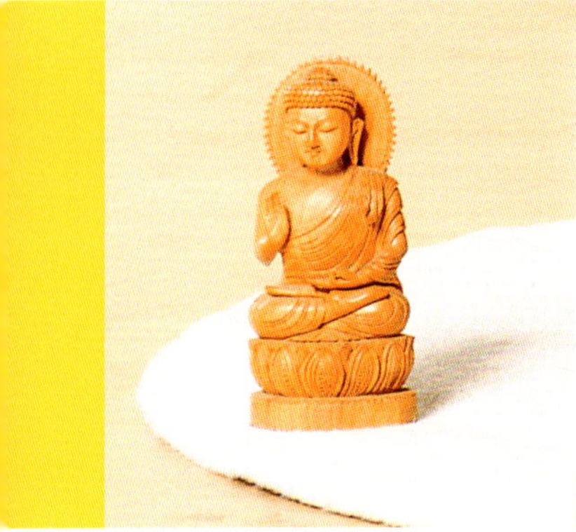

Vorwort

Schwangerschaft gilt allgemein als Zustand des Glücks, der Harmonie, der Erneuerung. Die Frau ist »voller Erwartung« und die Schwangerschaft wird verbunden mit »guter Hoffnung«. Früher waren Schwangerschaften gegeben, sie traten ein – oder auch nicht. Möglichkeiten, die Anzahl der Kinder zu bestimmen, waren begrenzt.

Heute, in einer Zeit, die geprägt ist von Beruf, Karriere und wirtschaftlichen Aspekten, ist die Anzahl der Schwangerschaften einer Frau so weit zurückgegangen, dass dieser Begriff oft nicht einmal in der Mehrzahl benutzt werden kann. Ein Grund dafür sind die nahezu perfekten Verhütungsmethoden.

Um eine Schwangerschaft mit all ihren hormonellen und körperlichen Veränderungen, die positiv wie negativ wahrgenommen werden können, bewusst zu erleben, um der vielleicht einzigen Schwangerschaft im Leben einer Frau die Bedeutung zu geben, die Mutter, Kind und auch dem Vater zusteht, hat es sich in vielen Fällen als sinnvoll und hilfreich erwiesen, durch Yoga eine Konzentration auf die Mitte zu erzielen. So wird es möglich, die Wahrnehmung von Belastungen positiv zu beeinflussen, Beschwerden zu mindern und dem Entstehen eines neuen Lebens einen harmonischen Ablauf zu geben.

Auswirkungen des Yoga beeinflussen aber nicht nur die Schwangerschaft, sondern ebenso den Verlauf der Geburt, das Wochenbett und die Stillphase.

Yoga, als indische philosophische Lehre, strebt in all seinen Schattierungen die Loslösung von den Lasten des Körperlichen an. Gerade die Schwangerschaft stellt einen Zeit- und Erlebensbereich dar, der geprägt ist von schönem Erleben, welches von zunehmenden körperlichen Belastungen und Einschränkungen abgelöst wird. Diese Wahrnehmung positiv zu beeinflussen vermag das Yoga in einer Art, die langfristig stimulierende Auswirkungen auf Schwangerschaft, Geburt und auf das weitere Leben haben kann. Dazu wünsche ich viel Erfolg! Viel Spaß beim Lesen dieses Buches!

Dr. Heinrich Schraad
Gynäkologe, Hamburg

Der Geist wird ruhiger – der Mensch lebendiger

Dieses Buch wendet sich an Sie als Schwangere, es soll Sie durch die nun zu erwartenden verschiedenen körperlichen Stadien begleiten, angefangen mit der Frühschwangerschaft über die Geburt bis zur Rückbildung.

Im Mittelpunkt stehen die Optimierung Ihrer Schwangerschaft, eine leichtere Geburt und eine vollständige Rückbildung mit Hilfe von Yoga-Übungen. Dabei spielt es keine Rolle, ob Sie schon mit Yoga vertraut sind.

Das erste Kapitel informiert Sie über den Zusammenhang von Yoga und Schwangerschaft und bietet allgemeines Hintergrundwissen. Die Freizeit-Yogini, die bisher an herkömmlichen Yoga-Stunden teilgenommen hat und eine gewisse Grundkenntnis und Erfahrung besitzt, kann einige sehr wichtige Unterschiede zwischen dem Yoga für Schwangere und Nicht-Schwangere erfahren und sich mit ihren Yoga-Übungen und Atemtechniken darauf einstellen. Bei Yoga-Anfängerinnen weckt dieses Buch vielleicht außerdem generell Interesse für Yoga. Nicht wenige Frauen haben während ihrer Schwangerschaft mit Yoga begonnen und sind den Rest ihres Lebens dabei geblieben!

In den beiden folgenden Kapiteln werden viele Einzelübungen vorgestellt, die konkret einer Situation zugeordnet sind. Sie bieten Hilfe und Begleitung bei Beschwerden, der Geburtsarbeit und der aktiven Rückbildung. Die Übungen können Sie ohne große Vorbereitung ausführen.

Im letzten Kapitel werden die Einzelübungen zu Sets zusammengestellt. Genießen Sie den Fluss und Energieaufbau dieser aufeinander abgestimmten Übungsreihen.

Wenn Sie die Möglichkeit haben, sollten Sie sich Zeit zum Üben nehmen und die richtige Umgebung und Muße schaffen. Unerlässlich für jede, auch einzeln ausgeführte, Übung ist das richtige Atmen. Da eine gute, effektive Atmung nicht nur während der Schwangerschaft und bei der Geburt von zentraler Bedeutung ist, sondern Ihr ganzes Leben Ihre körperliche und seelische Gesundheit elementar beeinflusst, wird in diesem Buch ausführlich darauf eingegangen. Tun Sie sich selbst etwas Gutes und führen Sie die auf Seite 24 und 25 beschriebenen Übungen regelmäßig aus, bis eine Verinnerlichung stattgefunden hat. Schon allein das wird Ihr Leben in Zukunft positiv beeinflussen.

Yoga-Übungen geben natürlich keine Garantie für eine »perfekte« Geburt, sie lehren vielmehr eine Haltung: loszulassen, anzunehmen, sich zu öffnen und zu entspannen. Yoga in seiner Reinform ist eine Lebenseinstellung, nicht zu verwechseln mit einer Religion. Denn Religion basiert auf einem Glauben, Yoga hingegen auf Erfahrungen, die gebündelt und zusammengetragen wurden zu einem komplexen Lebensmodell. Dieses Buch verwendet Auszüge aus dieser ganzheitlichen Lehre, damit Sie Ihren ganz normalen Alltag erleichtern können. Der praktische Nutzen steht dabei im Vordergrund.

Das heißt nicht unbedingt, dass wir durch Yoga zum besseren Menschen werden, aber Yoga kann uns das Leben sehr erleichtern und uns in Krisensituationen, die das Erleben der Schwangerschaft und der Geburt mit sich bringt, helfen.

Die Autorinnen

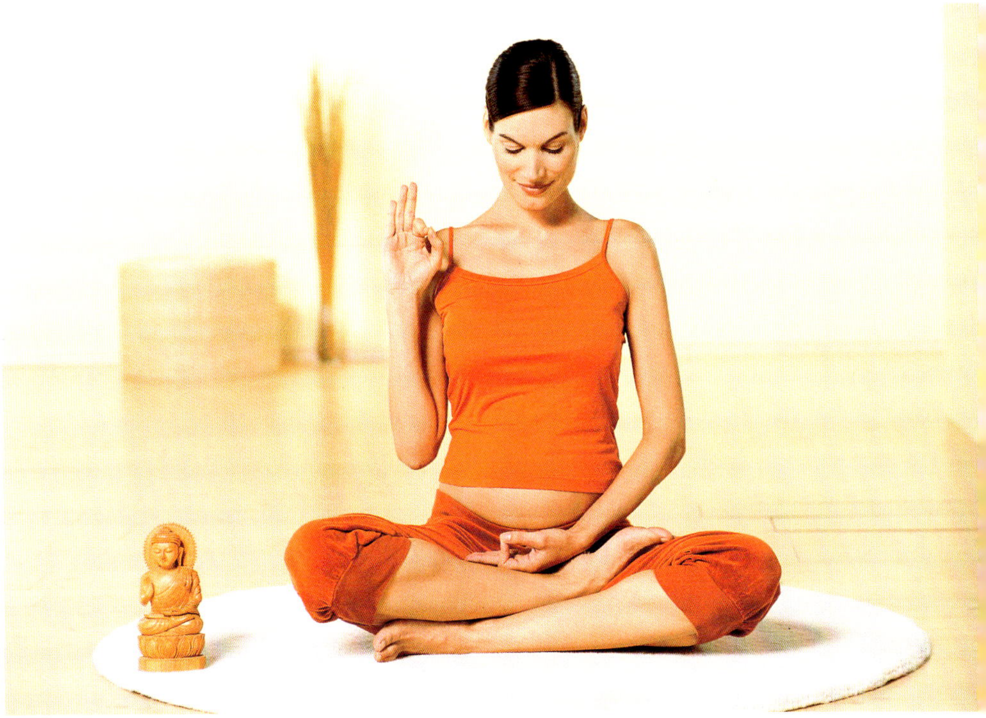

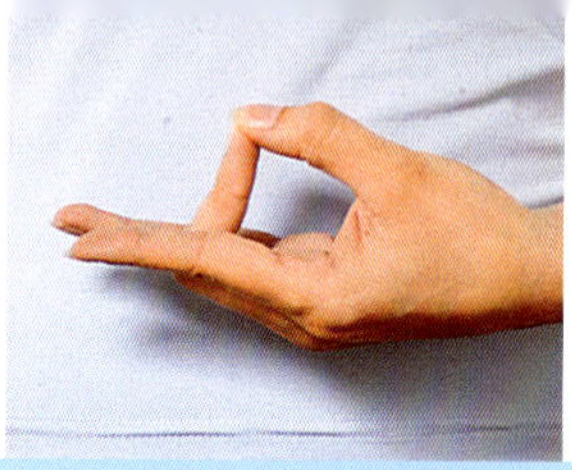

Das Yoga-Baby

Wie alles beginnt ...

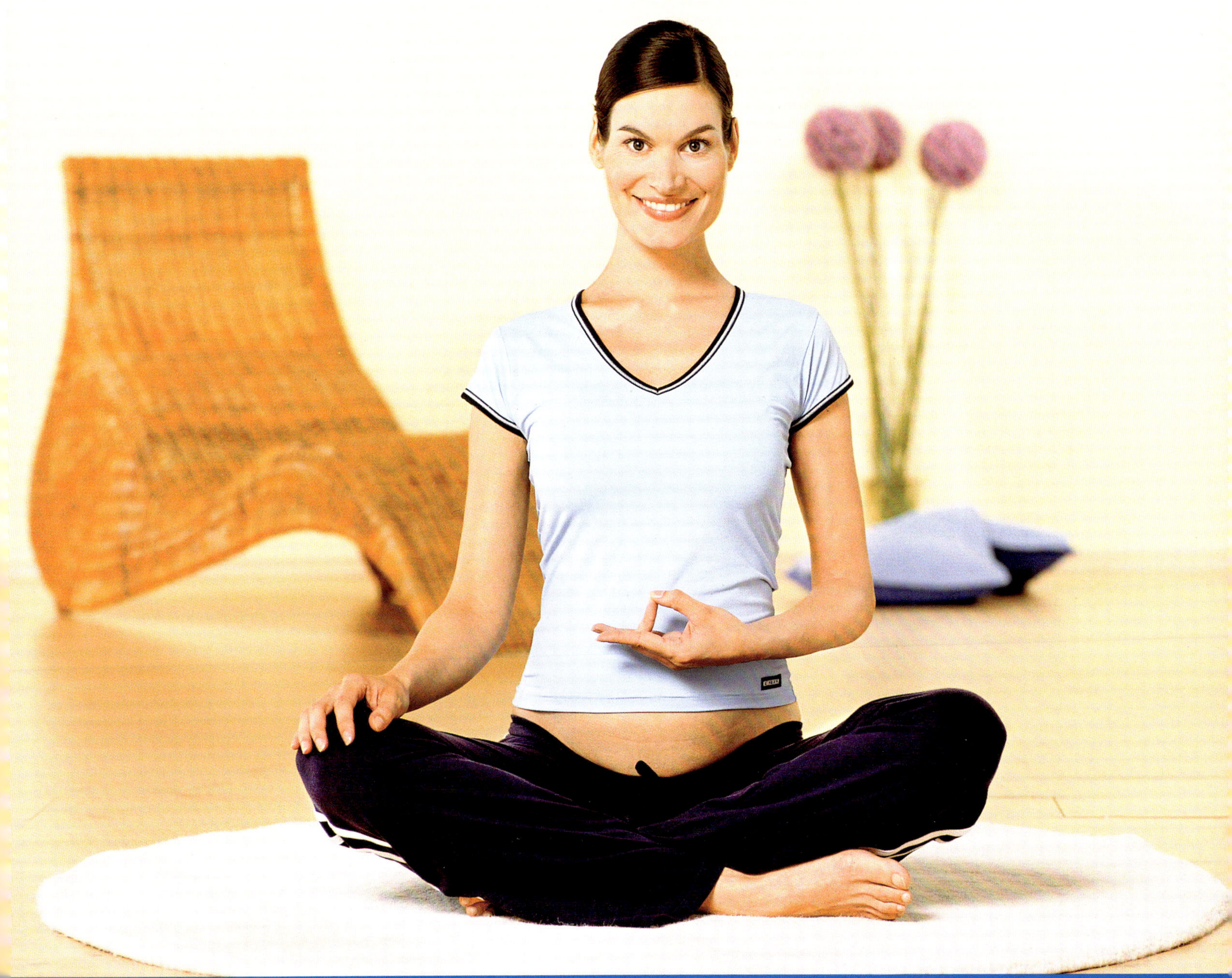

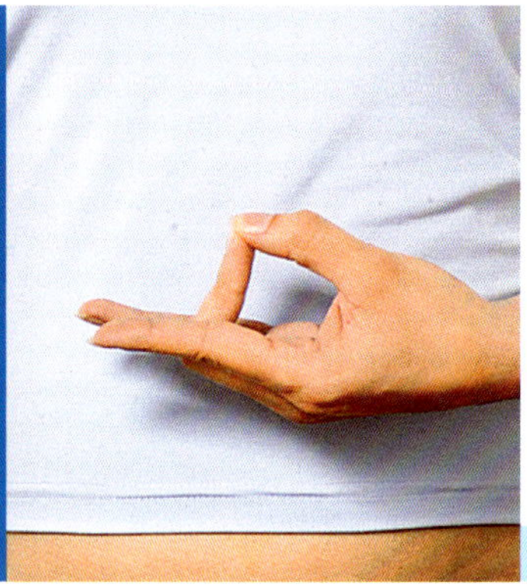

Zusammen sind wir stark!

Yoga ist gut für Schwangerschaft, Geburt und Rückbildung

Sie sind schwanger! Dies ist der beste Zeitpunkt, um etwas für sich zu tun. Sie haben gehört, dass Yoga für Schwangere so gut sein soll? Das ist es auch! Und wir erklären Ihnen warum.
In der Schwangerschaft muss der Körper vermehrt arbeiten und wird stärker belastet. Während der Schwangerschaft produziert er eine Vielzahl von Hormonen in großer Menge. Diese Hormone weichen das Gewebe und somit die Muskulatur auf, damit es nicht zu einer verfrühten, den Muttermund öffnenden Wehentätigkeit kommt. Da Hormone aber überall im Körper gleich wirken, beeinflussen sie auch die Funktion der Venen und die Bewegungen des Darmes, in diesem Fall aber negativ. So können beispielsweise Krampfadern oder Verstopfung entstehen. Yoga wirkt diesen Vorgängen gezielt entgegen oder gleicht sie aus.

Generell fördert Yoga Ihre Gesundheit durch körperliches und geistiges Training, aber ganz besonders durch das Erlernen einer richtigen und effektiven Atmung. Denn die Atmung beeinflusst und steuert alle physischen und psychischen Funktionen des Körpers.
Durch regelmäßiges Yoga entschlacken Sie Ihr Bindegewebe, bauen stützende Muskulatur auf und verbrennen Fett. Sie bringen Ihren Körper trotz veränderter Statik ins Gleichgewicht, so dass Sie Haltung bewahren und sich schmerzfrei bewegen können. Sie lösen entstandene Verspannungen und Versteifungen Ihrer Muskeln und Gelenke, bauen Stress und Müdigkeit ab, lindern chronische Schmerzen und begegnen dem Alltag mit mehr Ruhe und Gelassenheit. So entwickeln Sie durch Yoga ein ganz neues Körpergefühl. Eine gute Haltung wiederum fördert eine effektive Atmung. Dies alles ist für eine problemlose Schwangerschaft wichtig und äußerst hilfreich während der verschiedenen Phasen der Geburt. Auch bei der Rückbildung wird sich ein zuvor regelmäßig ausgeführtes Yoga-Training bezahlt machen.

Yoga bewirkt noch mehr: Durch regelmäßiges, konzentriertes Üben verfeinern Sie Ihr Körperbewusstsein. Sie beginnen körperliche, geistige und seelische Vorgänge intensiver, schneller und leichter wahrzunehmen. Dadurch stärken Sie Ihre Intuition und gewinnen an Selbstvertrauen. Durch zentrierte Meditation können Sie in direkte Kommunikation mit sich selbst kommen und auch im Alltag bleiben. Durch das Zusammenwirken von Körperbewegungen, Atmung und Konzentration wird der ganze Mensch auf positive Weise beeinflusst. Viele Positionen, die Frauen bei der Geburt instinktiv einnehmen, finden wir in Yoga-Haltungen wieder. Durch

Yoga-Übungen haben Sie die Möglichkeit, sich mit dem eigenen Körper vertraut zu machen, ihn sanft zu dehnen und zu stärken. Dazu kommen Übungen zur Atmung und zur Linderung und Beseitigung von schwangerschaftstypischen Beschwerden. Ihr Körper ist bereits im Besitz des Wissens und der Kraft, ein Kind auf die Welt zu bringen. Sie werden keine Probleme haben Ihre Aufgaben als Mutter zu erfüllen. Yoga in der Schwangerschaft ermöglicht Ihnen, dieses natürliche Potenzial freizusetzen.

Einige Übungen helfen Ihnen bei der Bewältigung der Wehenschmerzen, indem sie entspannen. Andere wiederum konfrontieren Sie mit Ihren Grenzen und lehren Sie, sich mit ihnen auseinander zu setzen. Dadurch bereiten Sie die Begegnung mit einer Grenzerfahrung vor – der Geburt.

Auch nach der Geburt, wenn Sie sich noch verwundbar und unsicher fühlen, ist Yoga eine sanfte, aber sehr effektive Form zur aktiven Rückbildung und für die seelische Ausgeglichenheit. Damit Sie Schritt für Schritt den Übergang vom Frausein zur Mutterschaft bewältigen, ist es, neben der körperlichen Fitness, genauso wichtig, in sich selbst klar und kraftvoll zu sein, um mehr Ruhe und Urvertrauen in die Beziehung zu Ihrem Kind zu geben. Wenn das Kind dann auf der Welt ist, nutzen Sie, wenn möglich, die Unterstützung Ihrer Umgebung und insbesondere Ihrer Familie, um sich eine entspannte Zeit für ausgleichende und kräftigende Yoga-Übungen zu ermöglichen.

Sie sehen, dass es viele Gründe gibt, Yoga in der Schwangerschaft zu praktizieren. Nehmen Sie sich Zeit für sich und schaffen Sie Energiedepots während der Schwangerschaft, für die Geburt und die erste Zeit mit dem Baby, die vielleicht manchmal auch etwas anstrengend sein kann.

Unter Berücksichtigung der Regeln und Hinweise auf Seite 18 und 19 können Sie sich auf folgende allgemeine Wirkungen von Yoga freuen, die Ihnen besonders jetzt zugute kommen:

- Der Körper wird gefordert und gefördert
- Gesundheit und Energie
- Verbesserung der Atmung
- Stärkung des Immunsystems
- Schnellere Ausscheidung von Giftstoffen
- Stabilisierung des Blutkreislaufs
- Kräftigung des Nervensystems, der Drüsen, der Verdauungsorgane und der Wirbelsäule
- Verbesserte Organdurchblutung
- Kräftigung des Herzmuskels
- Nerven, Muskeln und Reflexpunkte werden gestreckt und gepresst
- Lösung von Ablagerungen an Gelenken und Muskeln
- Lösung von Stress und Verspannungen
- Verbesserung des Körpergefühls
- Seelisches Gleichgewicht
- Erweiterung des Bewusstseins

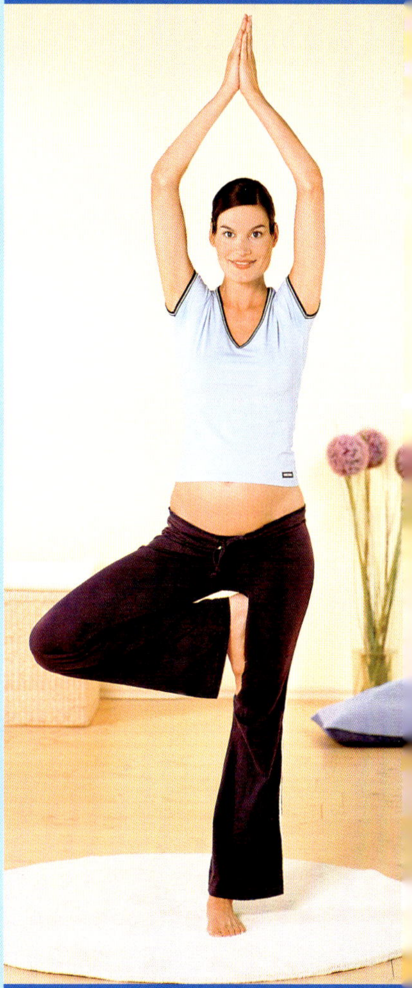

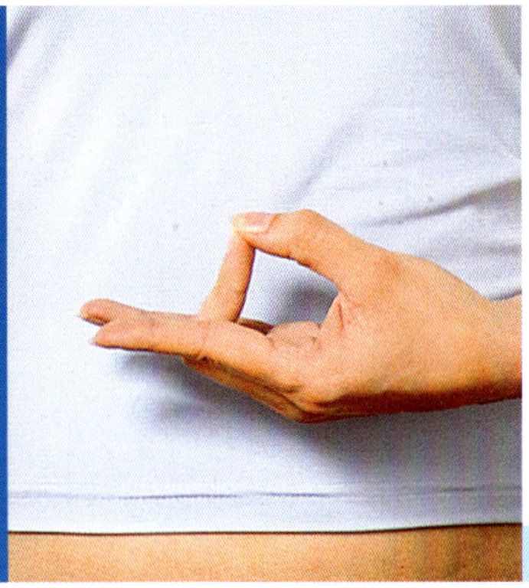

Yoga von Grund auf

Was ist Yoga?

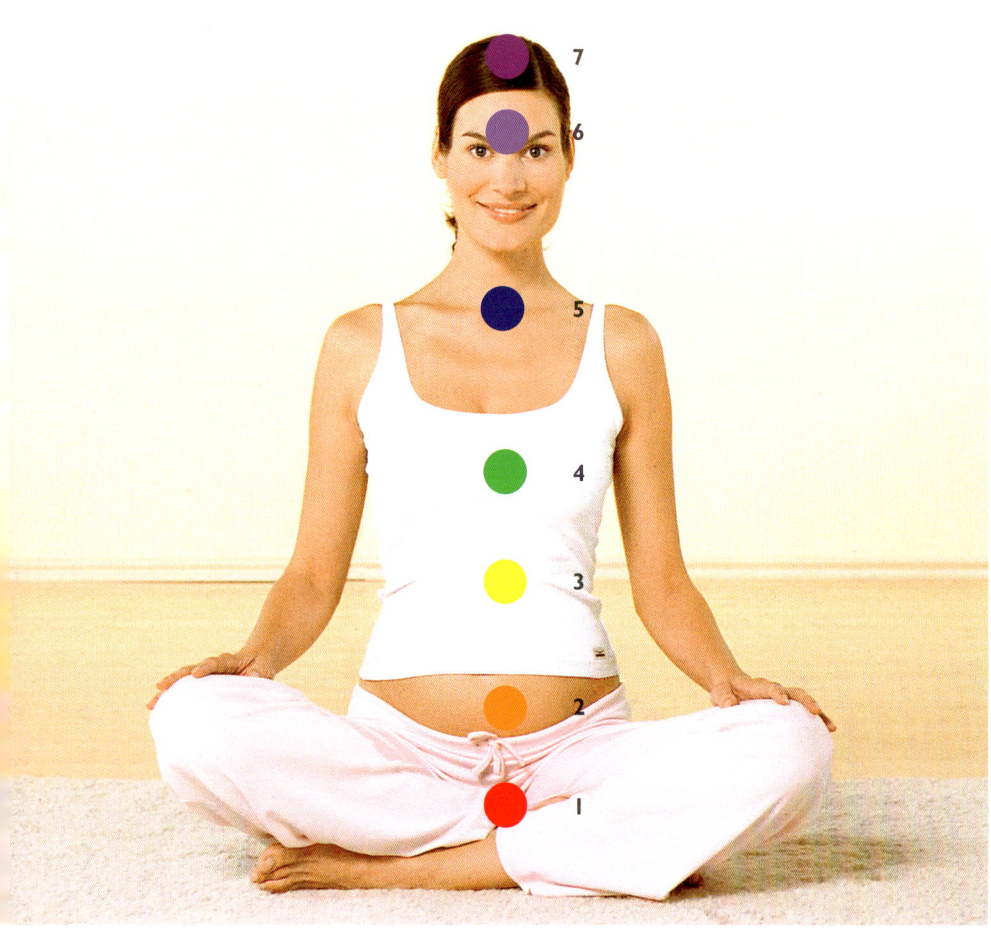

Die sieben Energiezentren (Chakren)

Vor ca. 6000 Jahren entstand Yoga in Indien. Zu dieser Zeit lebten »Seher« (Rishis), die sich im Einklang mit der natürlichen Umwelt befanden. Ihr Instinkt war stark und ihr Bewusstsein extrem sensibilisiert. Sie bemerkten die positive Energie von gewissen Bewegungen und Atemtechniken und beobachteten deren Wirkungsverlauf. Diese Erfahrungen wurden durch Meditation gefestigt. Es entstand eine yogische Lebensweise und Philosophie. Ursprung und Ziel war und ist die vollkommene Gesundheit und Harmonie von Körper, Geist und Seele und die damit verbundene frei fließende Lebensenergie (Prana).

Im Laufe der Zeit entstanden viele verschiedene Formen dieser Weisheit. Beeinflusst wurden sie durch klimatische und kulturelle Besonderheiten.

Yoga entwickelte sich später als eine natürliche Volksmedizin weiter, da man allgemein die Heilwirkung bestimmter Yoga-Übungen (Asanas) und der richtigen Atemtechniken (Pranayama) erkannte.

Yoga ist die Koordination von Bewegung mit bewusstem Ein- und Ausatmen. Bis man diese Technik grundsätzlich erlernt hat, braucht es etwas Geduld, Disziplin und viel Übung, wobei Leistungsdenken bei Yoga völlig fehl am Platz ist. Es geht nicht darum, wie weit man sich dehnen kann, sondern darum ein Bewusstsein zu verinnerlichen, um sich der eigenen Grenzen klar zu werden. Körperbeherrschung kommt dann von ganz allein.

Die durch Yoga verbesserte Haltung stärkt das Nervensystem. Der Kreislauf wird gekräftigt und der Blutdruck pendelt sich auf ein gesundes Mittelmaß ein. Tiefenentspannung und Meditation sind durch die intensive innere Ruhe, die dabei erlangt wird, ein erprobtes Heilmittel für die Psyche. Körper, Geist und Seele werden für den ungehinderten, freien Fluss der Lebensenergie geöffnet. Die Lebensenergie durchläuft dabei ca. 88 000 feinstoffliche Energiezentren, auch Chakren genannt. Man konzentriert sich allgemein auf sieben Hauptchakren. Diese liegen gleichmäßig um zwei Pole (Shiva und Shakti) entlang der Wirbelsäule verteilt.

Yoga verbindet mit Hilfe von Ida (empfangend, ganzheitlich, weiblich, Mond) und Pingala (gebend, analytisch, männlich, Sonne) das Shiva-Zentrum mit dem Shakti-Zentrum.

Shiva-Zentrum

- Bewusstsein
- unbeweglicher, unveränderlicher, ewiger Beobachter
- auf dem Scheitelpunkt
- am kühlsten, steifsten Körperteil
- in der Nähe des menschlichen Denkorgans
- universelle Bewusstheit

Shakti-Zentrum

- Schöpfungskraft
- in ständiger Veränderung
- warm, lebendig und unbewusst
- am unteren Ende der Wirbelsäule, zwischen den Geschlechtsorganen und dem Anus
- im wärmsten, beweglichen Körperbereich
- bei den Ausscheidungs- und Fortpflanzungsorganen
- sich immer wandelnde Kreativität der Natur

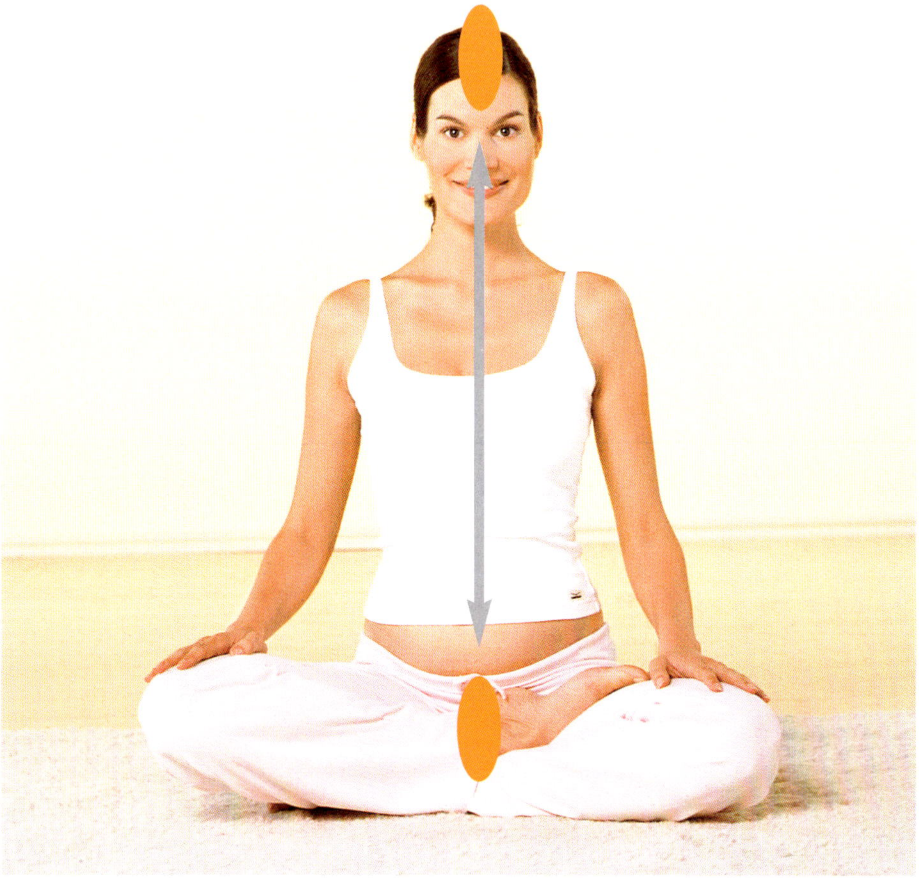

Das Shakti-Zentrum (oben) steht in Verbindung zum Shiva-Zentrum (unten).

Nr.	Chakra, Lage, Wirkungsebene	Körperliche Zuordnung	Zugeordnete Drüsen und Sinnesfunktionen	Mantra	Farbe, Aroma, Edelstein	Wirkung bei Aktivierung
7	• Kronen- oder Scheitelchakra • Mitte der Kopfoberseite • Spiritualität	• Schädel, Großhirn	• Zirbeldrüse • Verbindung zum Kosmos	OM	• Violett, weiß, gold • Olibanum • Bergkristall, Amethyst, Diamant, Fluorit	• Stärkt Ihr spirituelles Wachstum und hilft bei der Selbstverwirklichung
6	• Stirnchakra oder 3. Auge • Zwischen den Augenbrauen, über der Nasenwurzel • Intuition	• Nase, Ohren, Augen, Gesicht, Kleinhirn	• Hirnanhangsdrüse • Übersinnliche Wahrnehmung	KSHAM	• Indigoblau, violett • Jasmin • Saphir, Sadalith, Lapislazuli	• Belebt Ihre Intuition und Geisteskraft
5	• Hals- oder Kehlchakra • Halsmitte • Inspiration	• Stimme, Kehle, Bronchien, Lunge	• Schilddrüse, Nebenschilddrüse • Hören	HAM	• Hellblau • Eukalyptus • Aquamarin, Azurit, Chalcedon, Türkis	• Aktiviert und fördert Ihre Kommunikation, Ihren Selbstausdruck und Ihre Unabhängigkeit
4	• Herzchakra • Brustmitte • Harmonie, Liebe	• Herz, Lunge, Kreislauf, Haut, Hände	• Thymusdrüse • Tasten	YAM	• Grün, rosa, gold • Rose • Smaragd, Olivin, Jade, Malachit, Rosenquarz	• Gleicht Körper, Geist und Seele aus, fördert Ihre Liebe, Ihr Mitgefühl und unterstützt die Heilung

Nr.	Chakra, Lage, Wirkungsebene	Körperliche Zuordnung	Zugeordnete Drüsen und Sinnesfunktionen	Mantra	Farbe, Aroma, Edelstein	Wirkung bei Aktivierung
3	• Solarplexus-Chakra • 3 Zentimeter oberhalb des Nabels • Weisheit	• Leber, Magen, Galle, Vegetatives Nervensystem	• Bauchspeicheldrüse (Leber) • Sehen	RAM	• Gelb bis goldgelb • Lavendel • Bernstein, Zitrin, Goldtopas, Tigerauge	• Löst Emotionen, lindert Depressionen, unterstützt die Verarbeitung von Gefühlen und Erlebnissen
2	• Sakralchakra • Oberhalb der Schamhaargrenze • Kreativität und Beziehung	• Fortpflanzungsorgane, Nieren, Verdauung, alles Flüssige im Körper	• Keimdrüsen, Eierstöcke, Prostata, Hoden • Schmecken	VAM	• Orange • Sandel • Kameol, Feueropal, Sonnenstein	• Regt Kreativität, Erotik, Appetit und Verdauung an, bringt Sie in Fluss
1	• Basis- und Wurzelchakra • Steißbein zwischen Anus und Genitalien • Lebensenergie	• Wirbelsäule, Knochen, Beine, Rektum, Darm, Blut	• Nebennieren • Riechen	LAM	• Feurig-rot • Nelke • Achat, Granat, Rubin, Hämatit	• Stärkt die Lebensenergie, körperliche Sexualkraft, Erdverbundenheit und Durchsetzungskraft

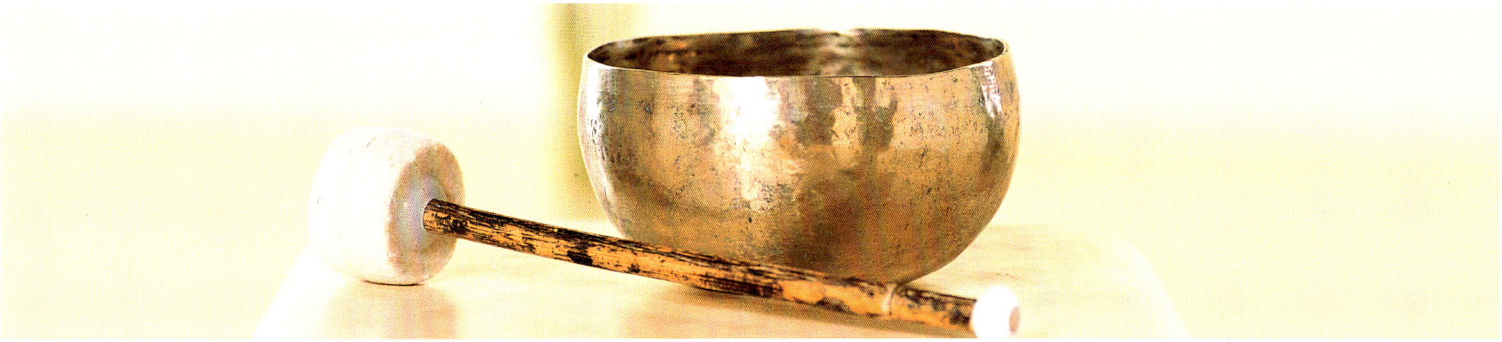

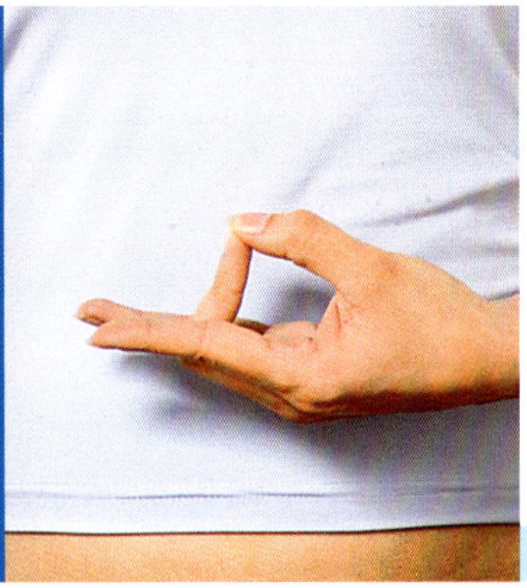

Yoga ist gleich Yoga?

Unterschiedliche Yoga-Formen

Alle Yoga-Wege führen zum gleichen Ziel – dem Einklang von Körper, Geist und Seele. Sie unterscheiden sich durch ihre Schwerpunktsetzung und Übungsmethoden. Jede Yoga-Form konzentriert sich auf einen besonderen Aspekt, aus dem sie ihre Kraft bezieht. Während die eine die sportliche Seite in den Vordergrund stellt, betont die andere die spirituelle Erfahrung. Obwohl jeder Yoga-Weg seine eigene Identität und typischen Übungen besitzt, ist der Übergang zu anderen Yoga-Wegen stets offen und fließend.

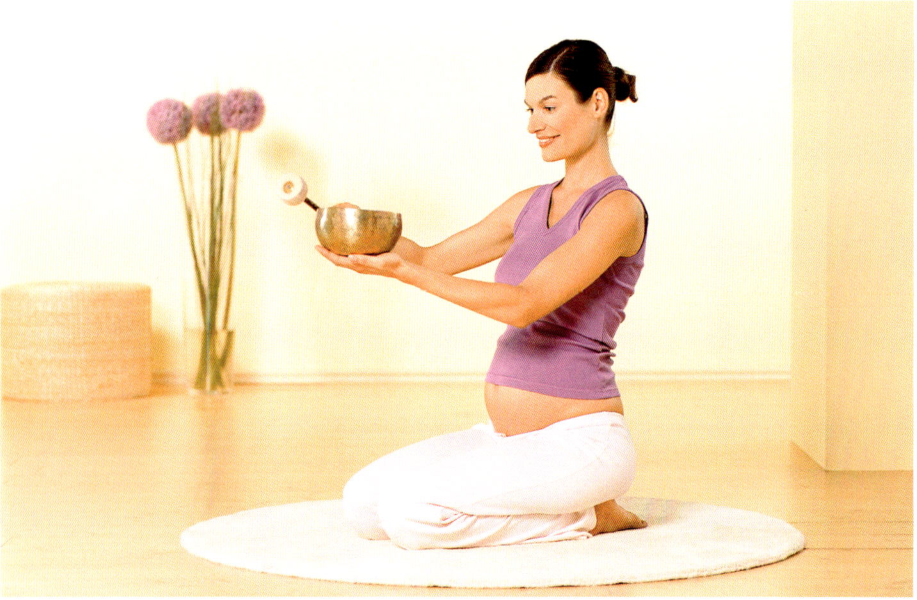

Yoga setzt sich immer aus einer Kombination von Körperübungen und Entspannung zusammen. Bereits im 2. Jahrhundert vor Christus entwickelte der indische Gelehrte Patanjali jene acht Stufen des Yoga-Pfades, die noch heute die Grundlage des klassischen Yoga bilden.

1. Stufe	**Yama**	Ethische Gebote für den bewussten Umgang mit der Welt
2. Stufe	**Nyama**	Entwicklung der inneren Zufriedenheit
3. Stufe	**Asana**	Körperhaltung, also die eigentlichen Yoga-Übungen
4. Stufe	**Pranayama**	Bewusste Regulierung des Atems, fördert Tiefenentspannung und Konzentration
5. Stufe	**Pratyhara**	Zurückziehen der Sinne, um nicht auf jeden Reiz reagieren zu müssen
6. Stufe	**Dharana**	Konzentration auf das Wesentliche
7. Stufe	**Dhyana**	Meditation und Versenkung
8. Stufe	**Samadhi**	Das große Ziel: Einssein mit sich und der Welt

Yoga-Form	Schwerpunkte	Nutzen
Hatha-Yoga Hatha = Mond-Sonne Ursprung aller Yoga-Formen	• ruhiges Yoga mit vielen Dehn- und Streckübungen, Körperhaltungen und -bewegungen • Kombination aus Kraft und Konzentration • Synchronisation von festgelegten Übungsreihen mit der Atmung • Mantren kommen aus dem Sanskrit, heilige Sprache der Hindus	• Streckung und Tonisierung des Körpers • Stärkung der körpereigenen Energie
Kundalini-Yoga	• dynamisches, spirituelles Yoga • ausgerichtet auf die Stärkung der Lebensenergie und der Hauptenergiekanäle entlang der Wirbelsäule und ihrer Energiezentren • vermittelt Heiltechniken • Mantren aus Gurmukhi, heilige Sprache der Sikhs	• Kräftigung und Harmonisierung des Nervensystems • Anregung von Stoffwechsel und Drüsentätigkeit • Stärkung des Immunsystems
Ashtanga-Yoga	• körperorientiertes, anspruchsvolles Yoga • Synchronisation von Atmung und Bewegung zu einem Fluss	• Förderung von Kondition, Muskelaufbau und der Beweglichkeit
Power-Yoga (abgeleitet von Ashtanga-Yoga)	• dynamisches, rein sportliches Yoga in langen Asana-Reihen	• Förderung von Kondition, Muskelaufbau und Beweglichkeit
Iyengar-Yoga	• körperbetontes Yoga für eine ideale anatomische Körperhaltung • legt Wert auf detaillierte Ausführung von Atemtechniken und Yoga-Körperhaltungen	• Heilmittel für zahlreiche Krankheiten
Sivananda-Yoga	• traditionelles Yoga mit den Prinzipien: Entspannung, Üben, Atmung, (vegetarische) Ernährung, positives Denken und Meditation • Weg vom Körper zur Psyche	• Annahme der Lebensphilosophie • Ausgeglichenheit im gesamten Lebensstil
Vini-Yoga	• ausbalancierendes Yoga • Mensch ist Mittelpunkt	• Förderung der Gesundheit und des inneren Friedens

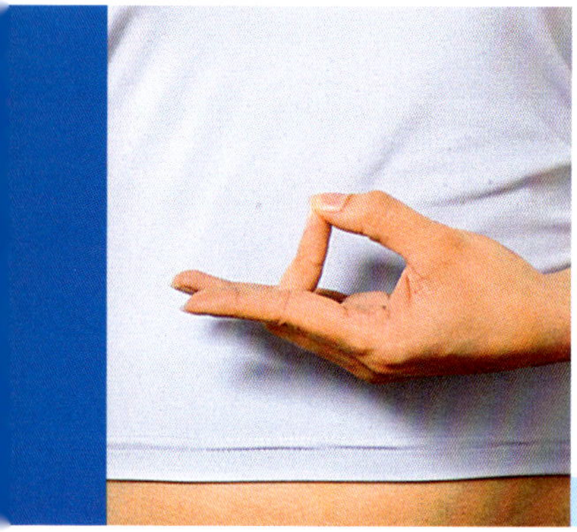

Wichtig, wichtig!

Informationen für das Üben

Dieses Buch beschäftigt sich ausschließlich mit Übungen für Schwangere und der direkten Zeit danach. Deshalb gelten für alle, ob Yoga-Anfängerin oder -Erfahrene, folgende wichtige Regeln und Hinweise:

Regeln

- Praktizieren Sie ab dem 4. Monat keine Umkehrhaltungen mehr (Kopf unten, Beine oben, zum Beispiel Kerze).
- Achten Sie darauf, dass der Kopf immer höher ist als das Herz, damit nicht zu viel Blut in den Kopf fließt und dadurch Kreislaufprobleme entstehen.
- Ersetzten Sie die Feueratmung (schnelles Ein- und Ausatmen) durch einen langen und tiefen Atem.
- Verzichten Sie auf lang anhaltende Positionen in Rückenlage, da sonst ein Blutstau in der Hohlvene entstehen kann (Vena-Cava-Syndrom).
- Führen Sie kein Bauchmuskeltraining durch. Der Druck, der dadurch auf Ihren Bauchraum und vor allem auf den Beckenboden ausgeübt wird, überlastet die Beckenbodenmuskulatur und kann schlimmstenfalls zu einer Frühgeburt führen. Die bloße Ganzkörper-Anspannung bezieht den Bauch bereits mit ein und genügt als Aktivierung völlig.
- Halten Sie bei keiner Übung und zu keiner Zeit die Luft an, damit eine permanente Sauerstoffversorgung für Ihr Kind gewährleistet ist.
- »Horchen Sie genau in sich hinein«, wenn eine Übung sich als schwierig oder unangenehm erweist. Versuchen Sie zwischen Schmerz und »Wohlweh« zu unterscheiden. Haben Sie »lediglich« einen Schwachpunkt Ihres Körpers entdeckt? Dann trainieren Sie ihn!
- Brechen Sie die Übung bei Schmerzen, Krämpfen, Übelkeit, Schwindel etc. sofort ab! Sollten Blutungen oder Kontraktionen auftreten, konsultieren Sie umgehend einen Arzt!

Hinweise

- Essen Sie ca. zwei Stunden vor dem Üben nichts, da Ihr Körper sonst noch mit Verdauen beschäftigt ist, so dass Blut und Energie nicht vollständig zur Verfügung stehen. Außerdem wird Ihnen der volle Magen und Darm bei vielen Übungen im Wege sein.

- Trinken stellt hingegen kein Problem dar und hilft bei der Entschlackung. Trinken Sie auch zwischen den Yoga-Übungen ausreichend. Am besten stilles Wasser.
- Als gute Übungszeitpunkte bieten sich der Morgen und der Abend an. Morgens kann man durch Yoga seine Körperfunktionen »aufwecken« und in Schwung bringen. Die getankte Energie versorgt Sie dann den ganzen Tag.
  Am Abend lösen Sie durch Yoga die Anspannung des Tages. Ihr Kopf wird frei für einen guten Schlaf und Ihr Körper gelockert für die nächtliche Regenerierung.
- Versuchen Sie mit Disziplin an Yoga heranzugehen. Diese Disziplin darf nicht aus einem Schuldgefühl oder Druck entstehen, sondern sollte aus Ihrem inneren Bedürfnis heraus wachsen.
- Achten Sie darauf, dass Sie die Wirbelsäule in alle sechs möglichen Richtungen bewegen: nach vorn, hinten, links und rechts beugen sowie in beide Richtungen drehen. Damit erhält die Wirbelsäule Gleichgewicht und Symmetrie. Besonders wichtig ist der Ausgleich zwischen den Komplementärbewegungen. Wenn Sie eine Übung mit linksseitiger Beugung ausführen, schließen Sie auch eine Übung mit rechtsseitiger Beugung ein.
- Bei Übungen, die beide Körperseiten im Wechsel beinhalten, atmen Sie auf der linken Seite ein und auf der rechten Seite aus. Die linke Seite steht hierbei für das Empfangen und Aufnehmen von Lebensenergie, die den Körper nährt.
  Die rechte Seite steht für das Loslassen und Abgeben von verbrauchter Energie, um den Körper zu reinigen.

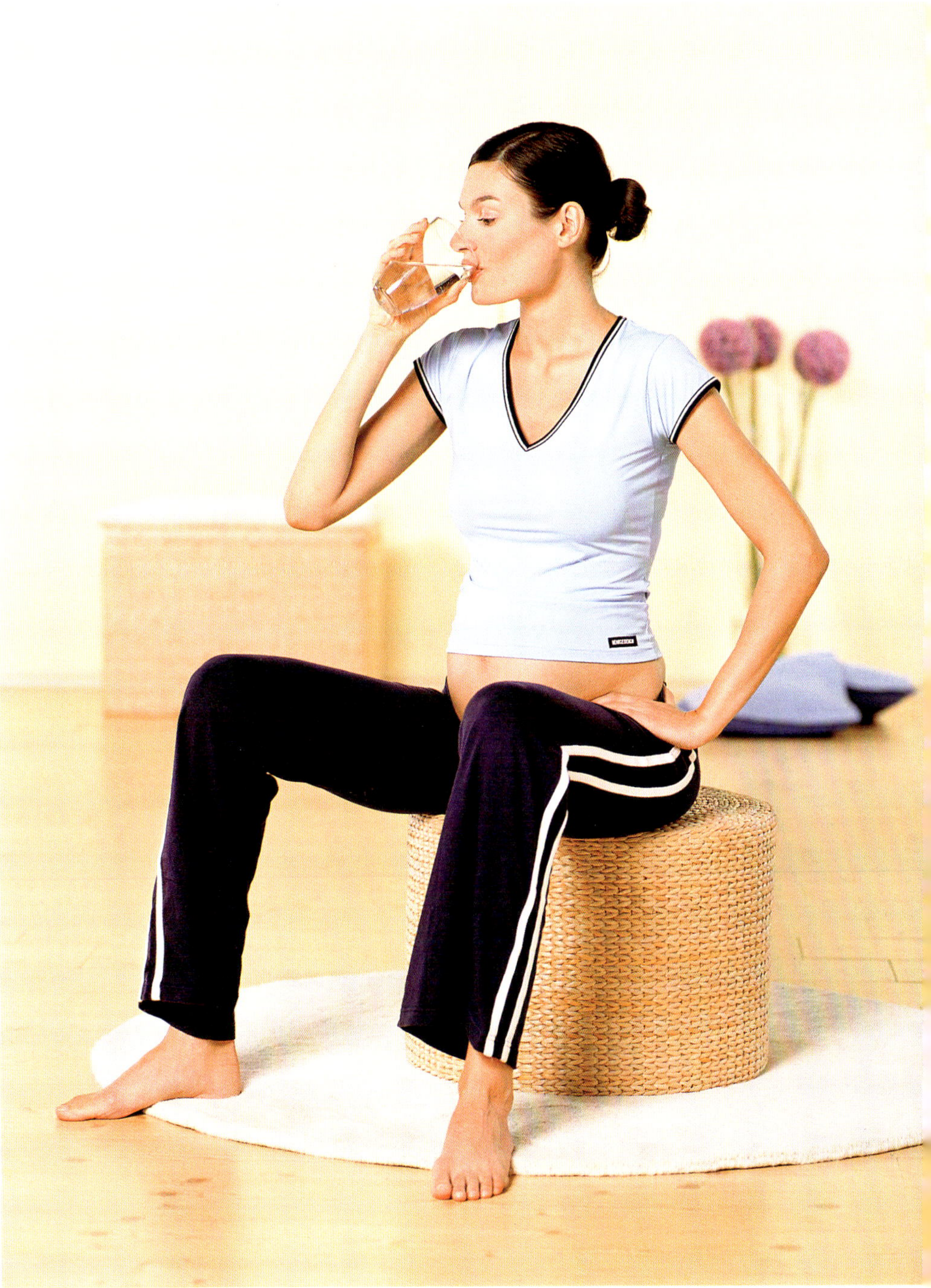

Trinken Sie viel stilles Wasser!

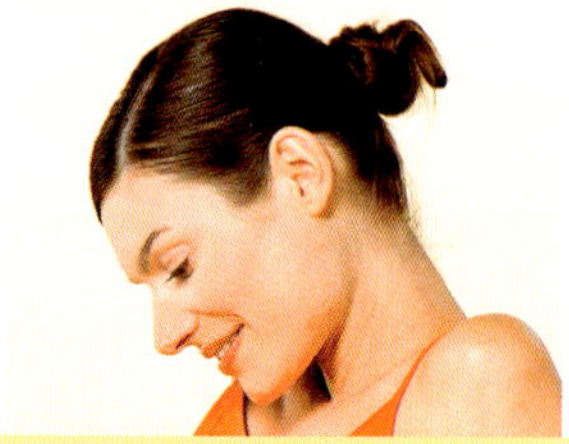

Übung macht den Yoga-Meister

Der sanfte Weg zum gesunden Körper

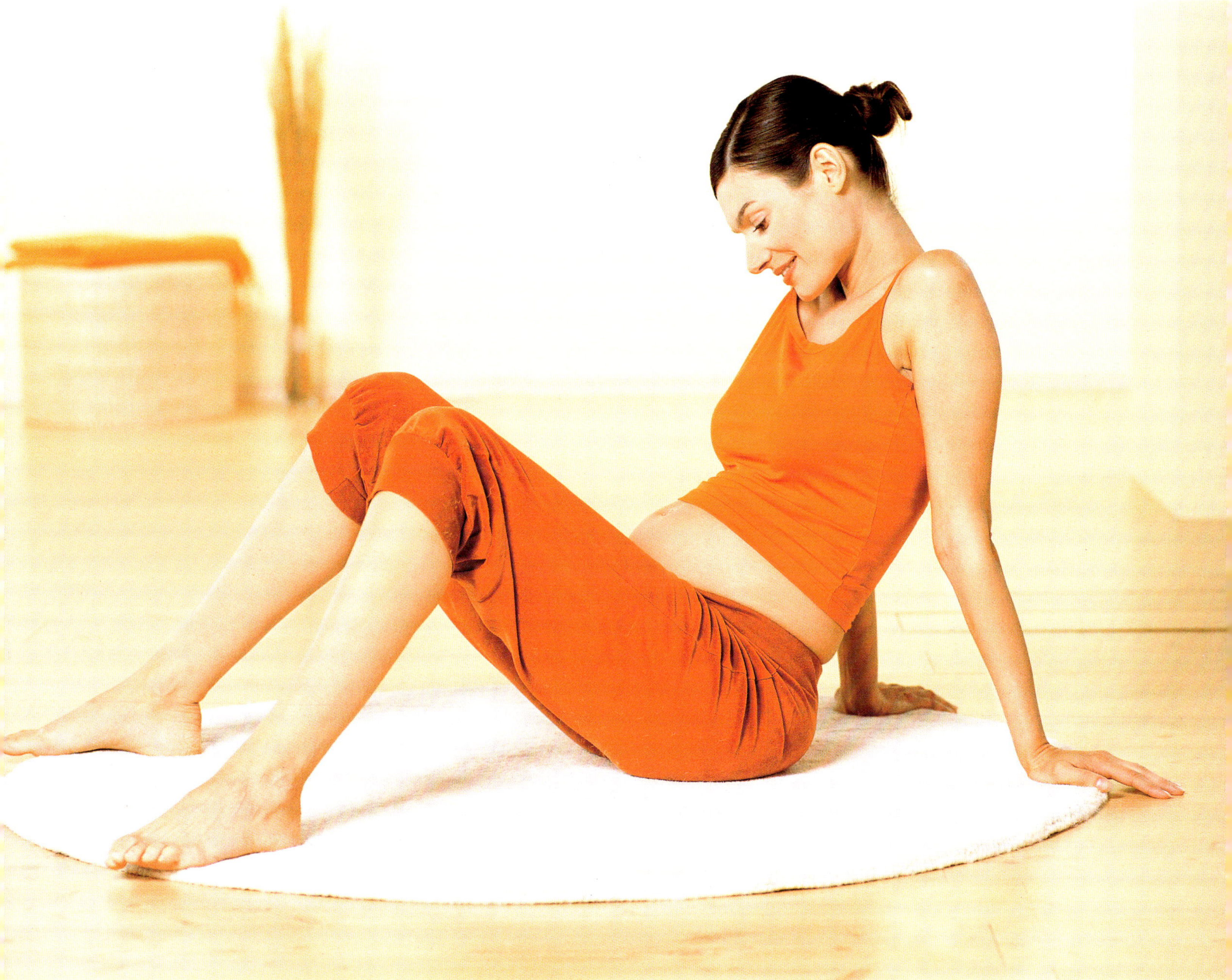

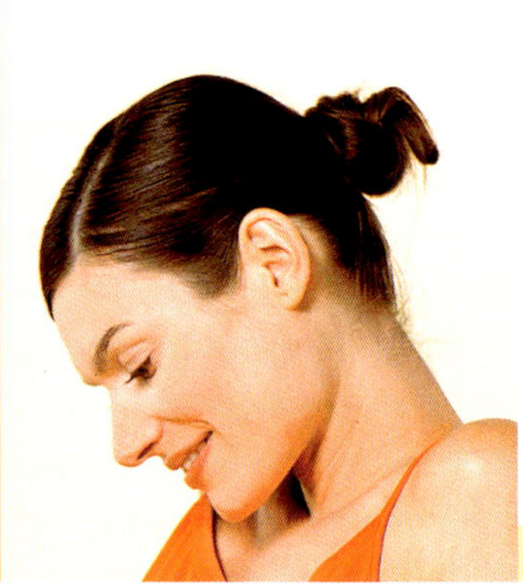

Ich atme, also bin ich

Allgemeine Einführungen in die Atmung

Richtiges Atmen

Sie atmen automatisch, also unbewusst. Das ist lebensnotwendig, da Sie ohne zu atmen nur ein paar Minuten überleben würden. Leider bedeutet es nicht, dass jeder Mensch auch richtig atmet. Oft nutzt man nur ein Drittel seiner Lungenkapazität und damit funktionieren die lebenswichtigen Systeme des Körpers lediglich auf Sparflamme.
Das fällt Ihnen im täglichen Leben vielleicht gar nicht auf. Wenn Sie aber den Unterschied erst einmal erleben, werden Sie sich besser fühlen, leistungsstärker sein und letztendlich gesünder leben.

Eine gesunde, tiefe Atmung hat eine zweifach heilsame Wirkung. Zum einen vermehrt sie den Anteil von sauerstoffreichen roten Blutkörperchen und versorgt alle Körperzellen, die Sauerstoff benötigen, maximal. Zum anderen wird bei der Ausatmung das Abfallprodukt Kohlendioxid ausgeschieden. Es wandelt sich chemisch in Kohlensäure um, wenn es nicht wieder nach außen abgeführt werden kann. Sammelt sich die Kohlensäure im Körper, müssen die Nieren sie ausfiltern, das bedeutet für sie extra Arbeit und behindert den reibungslosen Fluss der Lebensenergie.

Der Atemvorgang

Bei der Einatmung durch die Nase wird die Luft durch feine Flimmerhärchen gereinigt und von den Nasenschleimhäuten angefeuchtet und erwärmt. (Atmet man dagegen durch den Mund ein, ist die Luft zu kalt, zu trocken und nicht gereinigt, was zu Halsentzündungen und Erkältungskrankheiten führen kann.)
Die Luft strömt in die Luftröhre und gelangt von dort aus in die Lunge. Dort befinden sich zahlreiche Verästelungen, an deren Ende sind die Lungenbläschen. Diese Bläschen sind ummantelt von haarfeinen Blutgefäßen, den Kapillaren. Durch die Kapillargefäße gelangt der Sauerstoff ins Blut, welches dann zuerst zum Herzen fließt. Von dort tritt das Blut in den großen Blutkreislauf ein und versorgt alle Zellen des Körpers mit frischem Sauerstoff. Der hier stattfindende Oxidations- oder Verbrennungsprozess verbraucht den Sauerstoff und hinterlässt als Schlacken- und Abfallprodukt Kohlendioxid. Das Kohlendioxid wird von den Venen zurück zur Lunge transportiert, dort von den Lungenbläschen aufgenommen und beim Ausatmen ausgeschieden.
Führt man sich diesen Atmungsprozess bewusst vor Augen, wird zunächst einmal klar, wie wichtig das vollständige Ausatmen ist, um den Körper von Abfallprodukten

zu befreien. Der Mensch, der nicht richtig ausatmet, vergiftet auf Dauer den Organismus mit den abgelagerten Schlacken. Der gesamte Stoffwechsel verlangsamt sich, die Verdauung wird träge, und es entsteht ein idealer Nährboden für Krankheiten.
Mit dem tiefen Ausatmen dagegen reinigt sich der Körper und kann beim Einatmen so viel Sauerstoff aufnehmen, wie er braucht, um die Zellen und das Blut gesund zu erhalten.
Während der Schwangerschaft ist dies von besonderer Wichtigkeit, weil Wachstum und Gedeihen des Kindes im Mutterleib in großem Maße von der Qualität des mütterlichen Blutes abhängen.

Beckenboden und Zwerchfell

Zwerchfell und Beckenboden haben in entspanntem Zustand die Form einer Kuppel. Sie sollten bei der Atmung in Zusammenhang stehen. Beim optimalen Einatmen senkt sich das Zwerchfell, der Brustkorb weitet sich, die Luft kann einströmen. Gleichzeitig dehnt sich der Bauch und der Beckenboden senkt sich ebenfalls wie das Zwerchfell nach unten. Beim optimalen Ausatmen wölben sich Zwerchfell und Beckenboden wieder nach oben in Richtung Kopf. Diese Atmung wird gezielt im Yoga trainiert.

Bewusst atmen

Werden Sie sich Ihrer eigenen Atmung bewusst. Beobachten Sie sich: Was bewegt sich beim Atmen? Ist es vorwiegend der Brustkorb? Dann vergessen Sie einmal das dem Schönheitsideal entsprechende »Baucheinziehen«. Lassen Sie ihn los und bringen Sie den Sauerstoff bis in den Unterbauch. Senden Sie ihn zu Ihrem Baby!
Wenn die Umstellung Ihrer Atmung nicht gleich klappt, haben Sie Geduld! Eine jahrelange Fehlatmung können Sie nicht innerhalb von wenigen Minuten ändern. Es bedarf viel regelmäßiger Übung. Aber Sie profitieren davon – nicht nur für die Geburt, sondern für Ihr restliches Leben!
Durch bewusstes Üben von Atemtechniken schaffen Sie einen neuen Automatismus und sind nun fähig, unbewusst richtig zu atmen. Das fördert die körperliche und geistige Gesundheit.

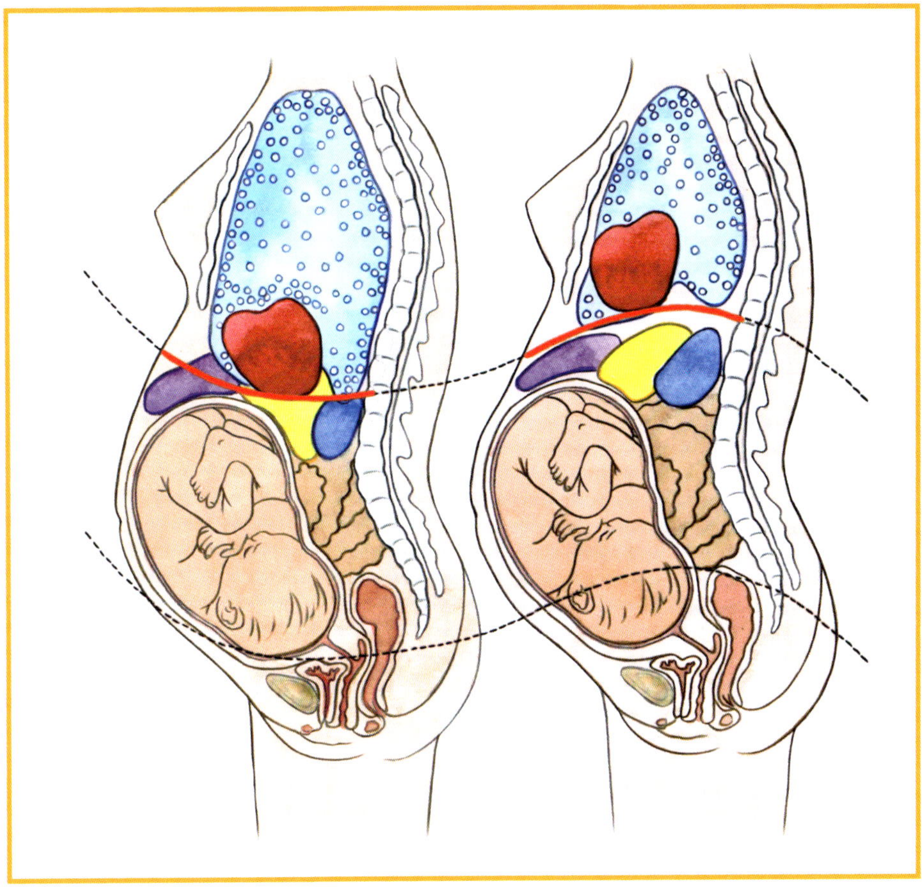

Während der Ein- und Ausatmung senken und heben sich Zwerchfell und Beckenboden gemeinsam.

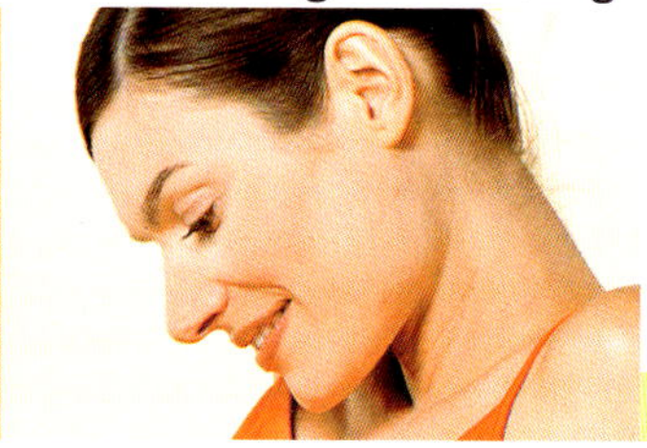

Atemübungen

Das richtige Atmen erlernen

Bauchatmung

Setzen Sie sich in den Schneidersitz. Legen Sie Ihre Hände so auf Ihren Bauch, dass sich die Fingerkuppen in der Mitte berühren. Bei der Einatmung lösen sich die Kuppen, nach dem Ausatmen berühren sie sich wieder.

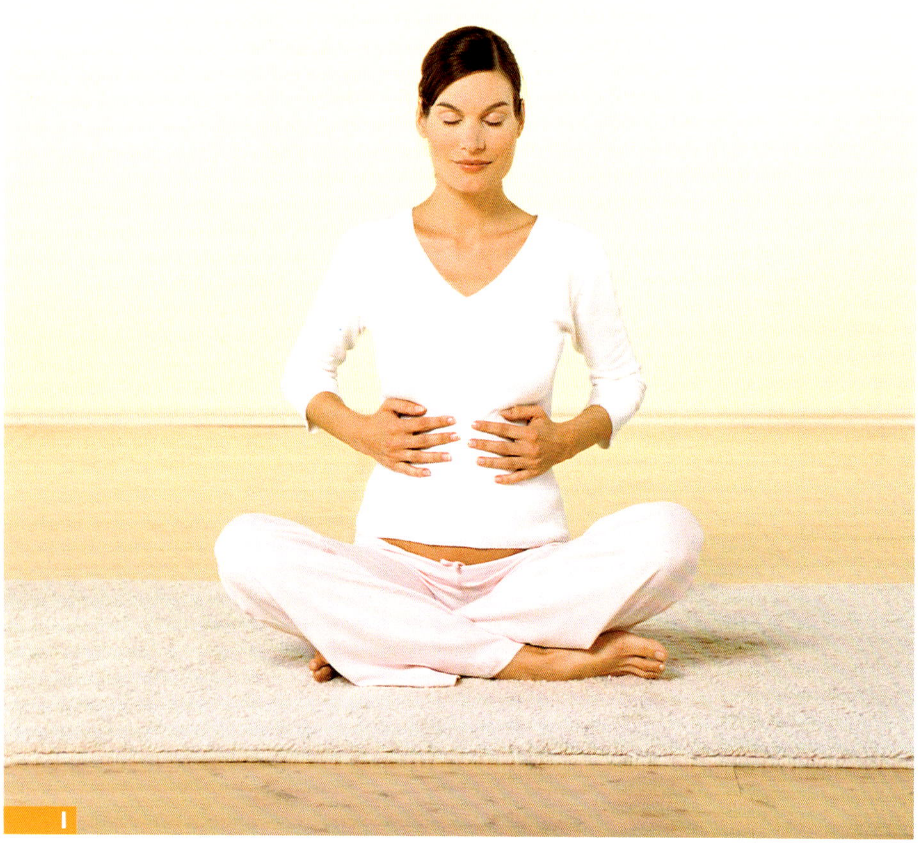

1

Tiefe Bauchatmung

1 Setzen Sie sich bequem, aber aufrecht hin. Bringen Sie Ihren Körper in eine durchlässige Position, das heißt, Sie wahren die natürliche s-förmige Krümmung der Wirbelsäule und halten Ihren Kopf in deren Verlängerung. Legen Sie nun Ihre Hände seitlich an den Bauch. Lösen Sie nach und nach alle Anspannung aus Ihrem Körper, sowohl äußerlich (Muskulatur) als auch innerlich (Organe). In dieser entspannten Phase richten Sie Ihre Konzentration auf den Weg der Luft: beginnend mit der Nase über die Lungen in den Bauch. Erspüren Sie mit Ihren Händen, wie sich der Bauch nach außen wölbt. Folgen Sie dem Atem, wenn er wieder aus Ihrem Körper heraus gelangt.

Versuchen Sie diese Atemübung auch im Stand und im Liegen. Achten Sie besonders auf die korrekte Körperhaltung beim Stehen (siehe Ausgangsstellungen, Stand auf Seite 34). Bringen Sie Ihren Körper sowohl beim Stehen als auch beim Liegen in eine durchlässige Position.

Yogi-Vollatmung

Legen Sie beide Hände auf die Rippen. Das Ziel ist eine Welle zu atmen, bei der die Einatmung erst den Beckenboden erreicht, dann die Bauchdecke, den Brustkorb und zuletzt die Schlüsselbeine anhebt.
Die Ausatmung erfolgt in umgekehrter Reihenfolge: erst die Schlüsselbeine senken, dann den Brustkorb, die Bauchdecke und zuletzt den Beckenboden einziehen. Halten Sie sich dabei immer gerade.

Tönender Atem

Eine Atemvariation ist das Tönen während der Ausatmung. Der Mund ist reflektorisch mit dem Beckenboden verbunden. Deshalb verspüren viele Frauen bei der Geburt instinktiv den Drang, Laute von sich zu geben. Das ist ein natürlicher schmerzlösender Mechanismus. Durch das Tönen lockern Sie den Kiefer- und Mundbereich. Das wirkt sich entspannend auf den Beckenboden aus. Außerdem lösen verschiedene Töne unterschiedliche Vibrationen aus, die wiederum positiven Einfluss auf entsprechende Körperregionen haben. Daraus ist die Atemübung »AOUM« entstanden. Die Übung besteht aus dem einzelnen Tönen dieser vier Buchstaben und einer entsprechenden Bewegung der Arme:

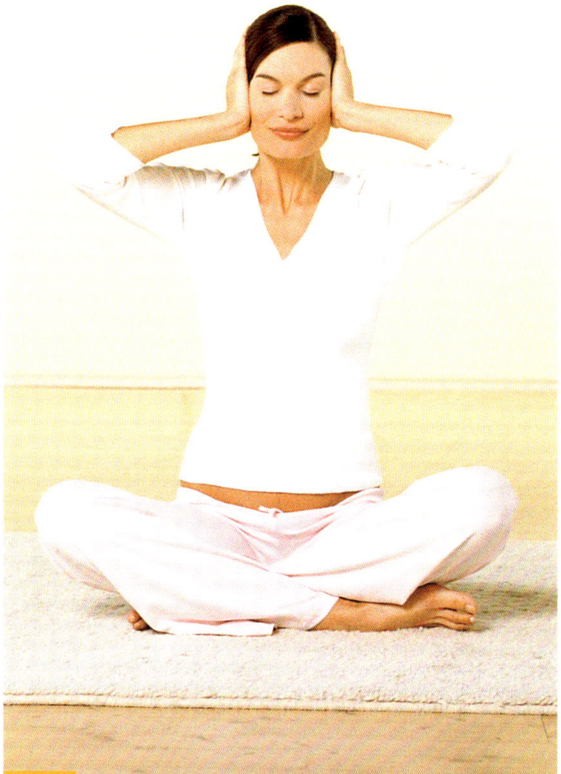

2

Setzen Sie sich bequem, aber aufrecht hin oder nehmen Sie eine Meditationshaltung ein. Zu Beginn atmen Sie lang und tief ein und aus und wieder ein.

A: Zur Ausatmung strecken Sie nun die Arme schräg über Ihren Kopf nach oben. Öffnen Sie den Mund und sagen Sie laut, deutlich und lang gezogen »A«. Die Klangvibrationen zu diesem Buchstaben wirken sich positiv auf die Lunge aus, deshalb lenken Sie Ihre Konzentration auf dieses Organ. Senken Sie zum Ende der Ausatmung langsam die Arme. Lassen Sie sie für ein paar Atemzüge in Ihrem Schoß verweilen, endend mit der Einatmung.

O: Für die Ausatmung formen Sie mit Ihren Armen einen Kreis in Brusthöhe, öffnen Sie den Mund und sagen Sie laut, deutlich und lang gezogen »O«. Die Klangvibrationen zu diesem Buchstaben wirken sich positiv auf das Herz aus. Lenken Sie nun Ihre Konzentration auf dieses Organ. Senken Sie zum Ende der Ausatmung langsam die Arme. Lassen Sie sie für ein paar Atemzüge in Ihrem Schoß verweilen, endend mit der Einatmung.

U: Für die nächste Ausatmung legen Sie Ihre Hände auf den Bauch. Öffnen Sie den Mund und sagen Sie laut, deutlich und lang gezogen »U«. Die Klangvibrationen zu diesem Buchstaben wirken sich positiv auf den Unterleib aus, deshalb lenken Sie Ihre Konzentration auf dieses Organ. Senken Sie zum Ende der Ausatmung langsam die Arme. Lassen Sie sie in Ihrem Schoß für ein paar Atemzüge verweilen, endend mit der Einatmung.

2 **M:** Für die Ausatmung legen Sie Ihre Hände auf die Ohren. Halten Sie den Mund geschlossen, atmen Sie durch die Nase aus und summen Sie laut, deutlich und lang gezogen »M«. Die Klangvibrationen zu diesem Buchstaben wirken sich positiv auf den Hals und Kopf aus, lenken Sie aus diesem Grund Ihre Konzentration auf diese Bereiche. Senken Sie zum Ende der Ausatmung langsam die Arme. Lassen Sie sie für ein paar Atemzüge in Ihrem Schoß verweilen.

TIPP

Das Singen oder Summen mit geöffnetem Mund unterstützt eine gleichmäßige Ausatmung und bedeutet Atemtraining. Singen Sie während der Zeit der Schwangerschaft, wann immer Sie können und mögen. Ihrem Baby wird es gefallen.

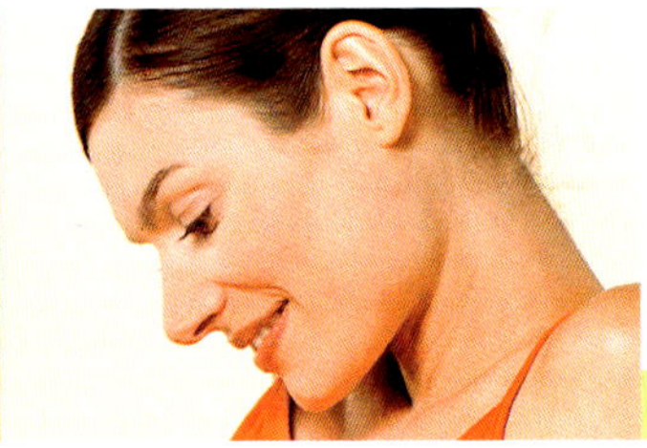

Aufwärmübungen

Durch Aufwärmübungen lockern Sie Ihre Muskeln. Ihre Wirbelsäule wird biegsamer in alle Richtungen und Sie bereiten Ihre Bein- und Hüftmuskeln auf das Sitzen vor. Die Übungen sollten nicht anstrengend sein und keine intensiven Biegungen beinhalten.
Wählen Sie die für Sie bequemste Sitzform. Das kann der Schneider-, Fersen- und Lotussitz sein oder das Sitzen auf einem Stuhl. Becken und Beine sollten eine solide Basis bilden, so dass sich die Wirbelsäule darauf aufrichten und quasi nach oben wachsen kann. Dabei ist das Gewicht auf beide Gesäßhälften verteilt. Die Wirbelsäule richtet sich auf und der Schultergürtel sinkt nach hinten unten. Nehmen Sie sich gegebenenfalls ein Kissen zur Unterstützung. Jede Übung sollte 1 bis 3 Minuten lang ausgeführt werden.

Sufikreise

Sie mobilisieren Ihre Wirbelsäule. Dies ist die beste universelle Aufwärmübung.

1 Setzen Sie sich in den Schneidersitz. Die Hände liegen auf den Knien. Kreisen Sie jetzt mit Ihrem Oberköper im Uhrzeigersinn. Achten Sie darauf, dass Ihr Brustbein die Bewegung führt. Der Kopf und das Becken bleiben ungefähr an ihrem ursprünglichen Ort, also in der Mitte. Wenn Sie nach vorn kommen, atmen Sie ein. Wenn Sie nach hinten kommen, atmen Sie aus. Passen Sie Ihre Bewegungen an Ihre Atmung und Ihre Atmung an die Bewegung an. Wechseln Sie dann die Drehrichtung.

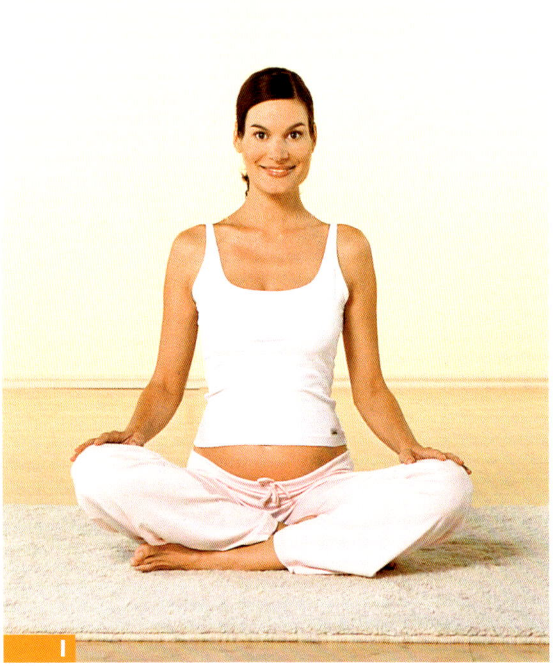

1

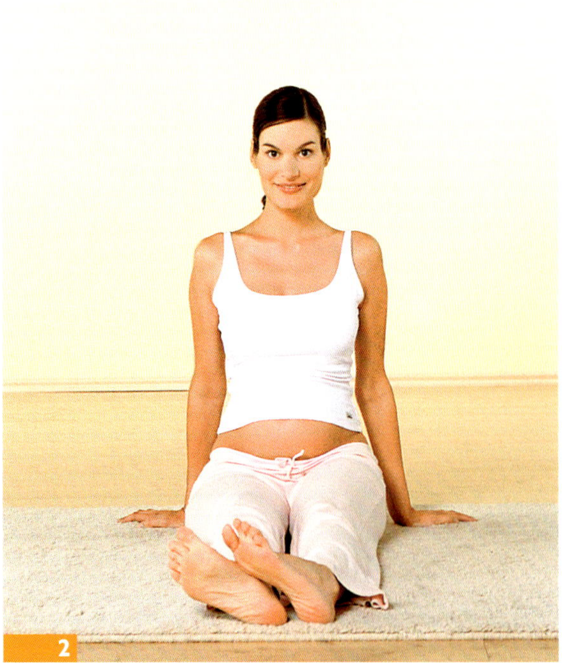

2

Pinsel

Bei dieser und den folgenden Übungen aktivieren Sie den Rückfluss des Blutes aus den Füßen und stimulieren den Beckenboden. Sie verhindern Krämpfe in den Beinen und beugen einer Thrombose vor. Ihr Kreislauf wird angeregt.

2 Setzen Sie sich hin und strecken Sie Ihre Beine gerade nach vorn aus. Kreisen Sie mit den Fußgelenken nach links. Danach wechseln Sie die Richtung und kreisen nach rechts.

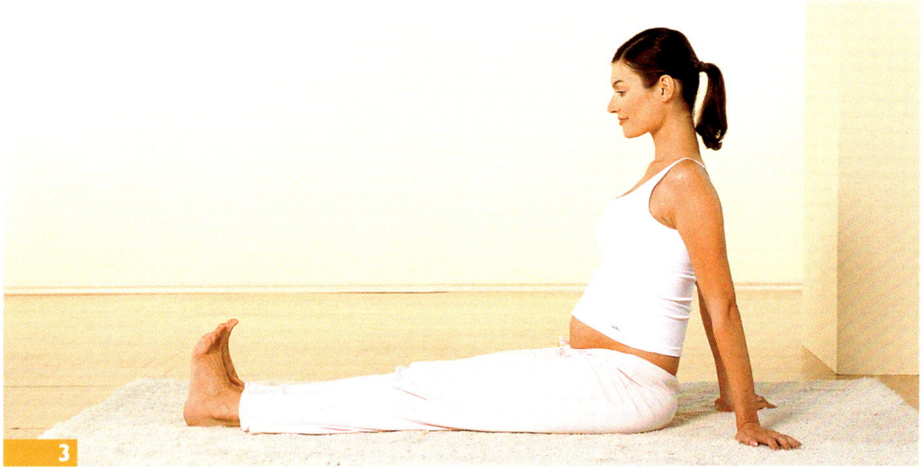
3

Zitronenzehen

3 Setzen Sie sich hin und strecken Sie die Beine nach vorn aus. Ziehen Sie nun Ihre Fußspitzen zu sich heran und danach von sich weg.

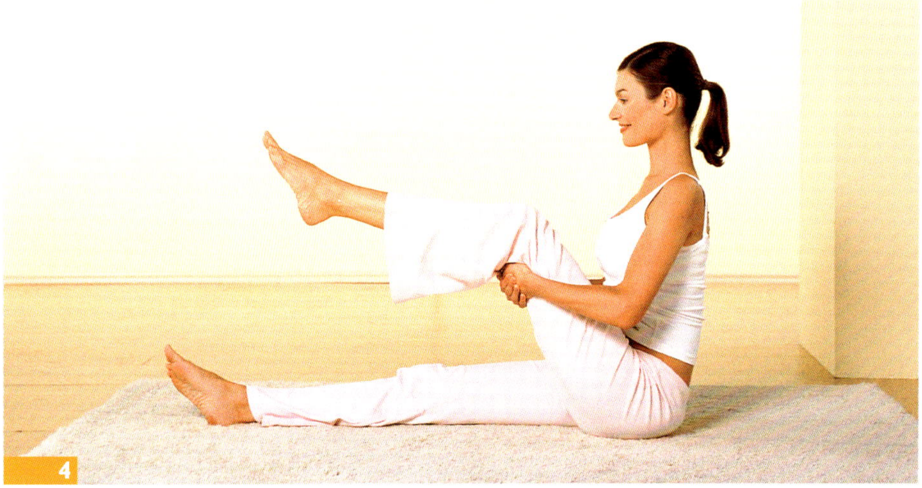
4

Ventilator

4 Setzen Sie sich hin und strecken Sie Ihre Beine nach vorn aus. Halten Sie mit beiden Händen das rechte Bein unter dem Knie fest. Führen Sie jetzt mit Ihrem Unterschenkel große Kreise aus. Wechseln Sie anschließend das Bein.

Affenschaukel

5 Setzen Sie sich hin und strecken Sie Ihre Beine nach vorn aus. Greifen Sie jetzt mit Ihrer linken Hand an die linken Zehen oder den linken Unterschenkel. Beide Beine sind gestreckt. Heben Sie nun das linke Bein und schwingen Sie es so weit wie möglich 3-mal nach innen und außen. Danach die Übung mit dem rechten Bein ausführen. Wenn Sie wollen, können Sie auch einen Yoga-Gurt oder einen Gürtel zu Hilfe nehmen und um den Fuß legen.

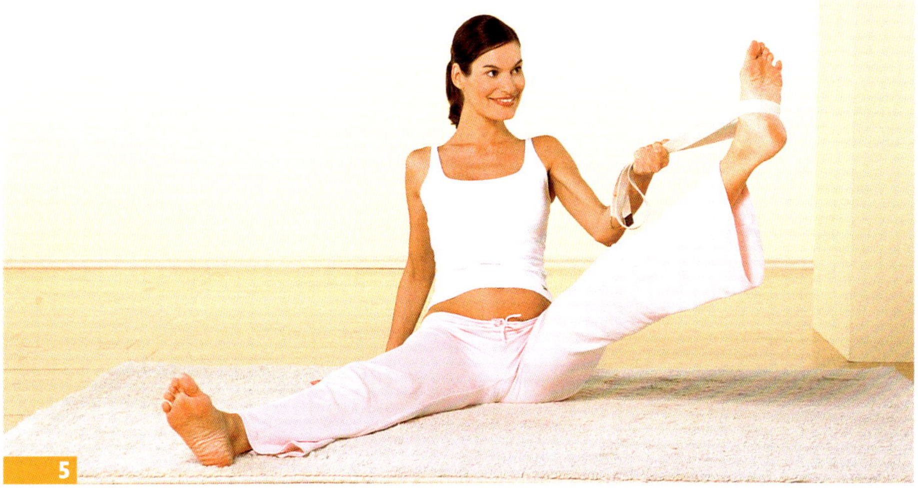
5

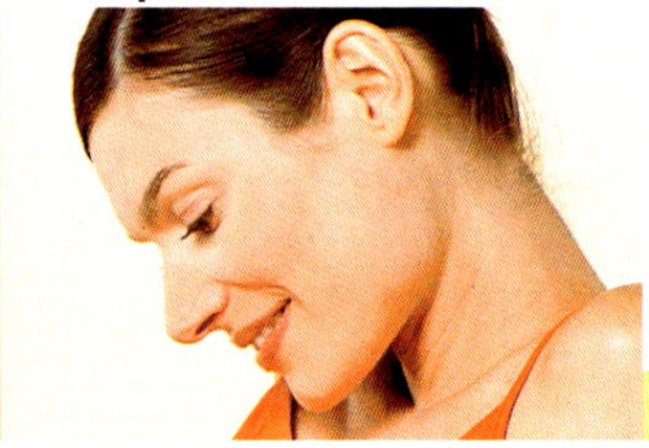

Entspannungsübungen

Die Schwangerschaft an sich bedeutet eine hohe Anforderung an Sie und Ihren Körper. Der heranwachsende Fötus entzieht Ihnen Kraft und Nährstoffe, die er für seine Entwicklung benötigt. Hinzu kommen noch seelische und hormonelle Umstellungen, die Ihre Gefühle intensivieren. Durch die Tiefenentspannungen bringen Sie Körper, Geist und Seele in einen vollkommenen Ruhezustand, aus dem Sie neue Energie schöpfen werden. Verspannungen lösen sich und der Kopf wird frei. Das ist auch für die Geburt von großer Bedeutung. Zum einen können Sie so die Wehenpausen voll ausschöpfen, zum anderen lernen Sie die Gesichtsmuskeln aktiv für eine leichtere Geburt einzusetzen. Denn es besteht eine direkte Verbindung zwischen Gesichts- und Beckenbodenmuskulatur sowie zwischen dem Mund und der Scheide.

Spätestens jetzt, in der Schwangerschaft, sollten Sie einen Weg finden, sich sowohl geistig als auch körperlich zu entspannen.
Das Ziel einer Yoga-Stunde ist sich auszuruhen, sich für die Energien, die durch die Übungen geweckt wurden, zu öffnen und diese gleichmäßig zu verteilen. Sie sollen lernen loszulassen und nachzuspüren.

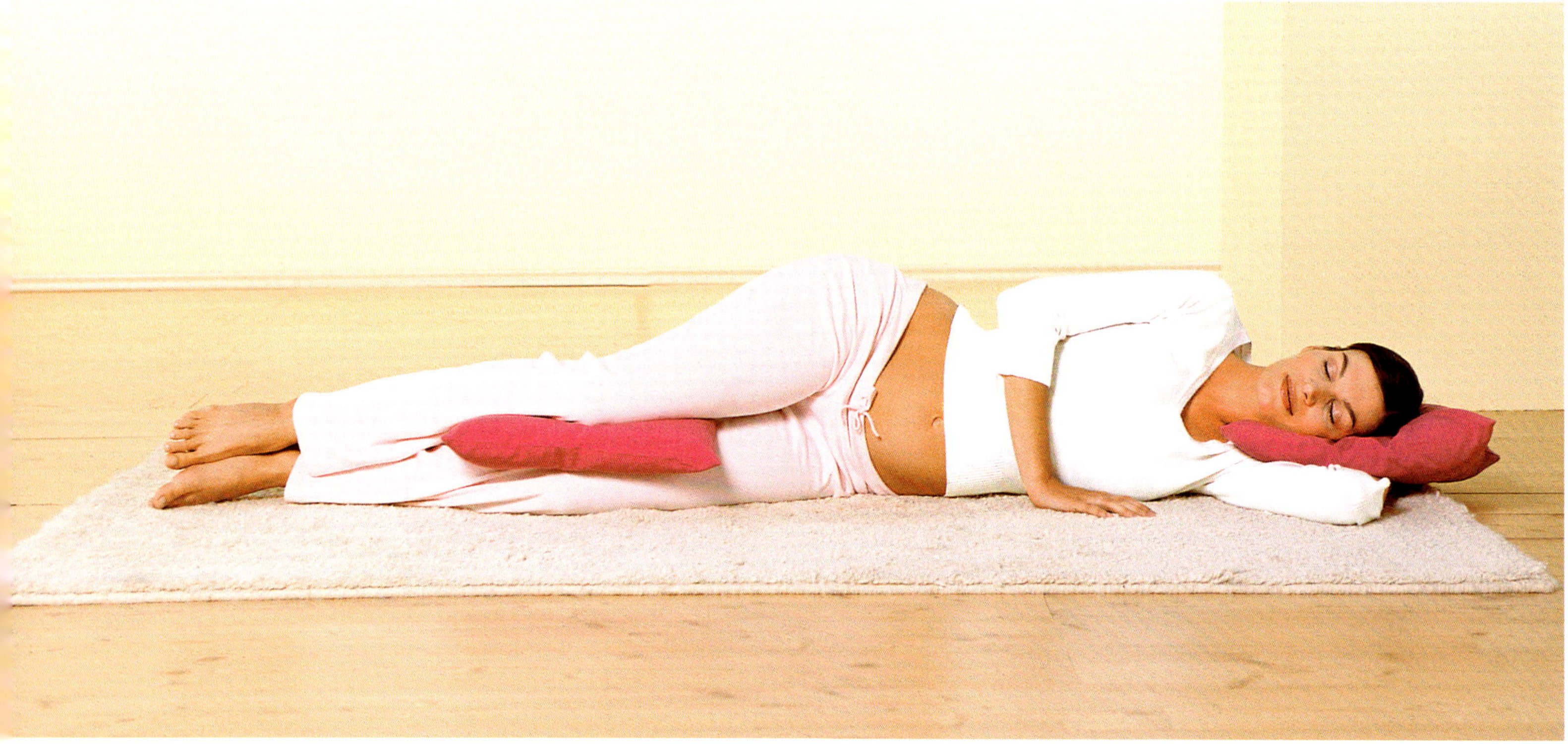

Halten Sie nicht krampfhaft Gedanken fern, lassen Sie alles an sich vorbeiziehen. Es kommt häufig vor, dass Sie entweder schlecht Ruhe finden oder aber einschlafen. Das ändert sich mit der Zeit, genauso wie Sie bald fließend den Übergang aus dem Alltag in die Tiefenentspannung finden werden. Das ist alles eine Frage der Geduld und Übung.

Im Yoga heißt es, dass 15 Minuten völliges Loslassen in der Tiefenentspannung sechs Stunden Schlaf ersetzen. Mit ein wenig Geduld und Übung können Sie sich von einem Moment zum nächsten in die Tiefenentspannung versetzen, die mindestens 10 Minuten, aber nicht länger als eine halbe Stunde andauern sollte (bei der Geburt nutzen Sie einfach die Zeit, die Ihnen die Wehenpausen erlauben).

Wenn Sie die Entspannungsübungen beenden wollen, atmen Sie tief ein und aus. Bewegen Sie Ihre Finger und Zehen, strecken und recken Sie sich. Reiben Sie Ihre Handflächen und Fußsohlen aneinander und rollen Sie ein paar Mal auf dem Rücken vor und zurück.

Die Entspannungsübungen sollten auch für kurze Zeit zwischen den dynamischen Übungen praktiziert werden. Das beruhigt den Geist und das Nervensystem, führt dem Körper wieder frischen Sauerstoff zu, wodurch Muskelkater vermieden und die Energie für die nächste Übung erhöht wird.

Aktive Entspannung

Ziehen Sie sich warm an oder legen Sie eine Wolldecke bereit. Sie können leise geeignete Entspannungsmusik hören.

Legen Sie sich auf die Seite und stützen Sie je nach Belieben Kopf oder Knie mit einem Kissen. Sehr praktisch zur Entspannung sind im Handel erhältliche Schwangeren- bzw. Stillkissen.

Atmen Sie einige Male bewusst lang und tief ein und aus. Mit geschlossenen Augen konzentrieren Sie sich nach und nach auf jeden Körperteil, indem Sie Ihre Gedanken dorthin lenken. Spannen Sie ihn ca. 10 Sekunden an und entspannen ihn dann ca. 20 Sekunden. Üben Sie der Reihe nach: Füße (Zehen beugen), Waden (Füße aufrichten, Zehen beugen), Oberschenkel (Knie strecken), Gesäß (Pobacken zusammenpressen), Bauch (nur so stark anspannen, wie es angenehm ist), Rücken (auf den Boden drücken), Schulterblätter (zueinander ziehen), Hände (Finger spreizen), Unterarme (Fäuste), Oberarme (Arme anwinkeln, Fäuste), Brust (Handflächen davor zusammenpressen), Nacken (Kopf abheben), Mund (Lippen pressen), Nase (krausen), Augen (Lider zudrücken), Stirn (Augenbrauen hochziehen).

Diese körperliche Entspannung nimmt etwa 15 Minuten in Anspruch. Der Körper fühlt sich nun schwer und gelöst an.

Dann folgen weitere 15 Minuten, in denen Sie Ihren Geist entspannen. Dazu lassen Sie Ihre Gedanken schweifen. Versuchen Sie harmonische, schöne Bilder hervorzurufen. Stellen Sie eine geistige Verbindung zu Ihrem ungeborenen Kind her.

Nach insgesamt 30 Minuten beenden Sie die Tiefenentspannung. Richten Sie dafür zuerst Ihre Konzentration auf den Atem. Gehen Sie nun mit leichten Bewegungen wieder alle Körperstationen durch, räkeln und strecken Sie sich abschließend und öffnen Sie die Augen. Kommen Sie über die Seite zum Sitzen.

Passive Entspannung

1 Ziehen Sie sich warm an oder decken Sie sich mit einer Wolldecke zu. Legen Sie sich auf die Seite und stützen Sie je nach Belieben Kopf oder Knie mit einem Kissen. Schließen Sie die Augen, nehmen Sie Ihren Körper wahr. Verweilen Sie in Stille. Entspannen Sie sich vollständig für etwa 11 Minuten.

Atmen Sie ein paar Mal bewusst tief ein und aus. Machen Sie Fäuste mit den Händen. Bewegen Sie die Hand- und Fußgelenke. Dehnen, strecken und recken Sie sich wie eine Katze nach einem Schläfchen in der Nachmittagssonne. Reiben Sie Hände und Füße gegeneinander. Kommen Sie über die Seite zum Sitzen.

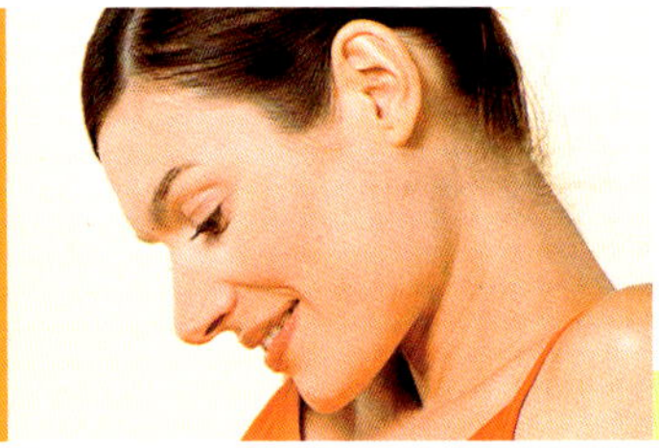

Meditationsübungen

So wie Sonnenstrahlen, die durch ein Brennglas in einem Punkt konzentriert sind, sich in ihrer Wirkung um ein Vielfaches steigern, so ist der Mensch, dessen Gedanken gesammelt sind, ein Speicher an Energie, Frieden und Nervenkraft.

Verena Bolesta-Hahn

Während Sie bei der Tiefenentspannung Ihre Gedanken schweifen lassen, ist das Ziel der Meditation, die Gedanken zum Stillstand zu bringen. Das öffnet die Sinne und den Geist für die Verbundenheit mit dem gesamten Kosmos.

Das Erlernen der Meditation in seiner Vollkommenheit kann zu einer Lebensaufgabe werden. Allerdings steckt im Weg dorthin auch bereits das Ziel. Die sich einstellende Meditationspraxis schult das Bewusstsein für Ihr Körperempfinden, verfeinert die Sinne, beruhigt die Nerven und lässt die Lebensenergie harmonisch fließen.

Versuchen Sie, den Zustand der Gedankenstille zu erreichen und nur zu sein.

Vorbereitende Meditation

Diese Übung dient als Vorbereitung für alle weiteren Meditationen. Nehmen Sie dazu eine bequeme sitzende Haltung ein, in der Sie einen längeren Zeitraum verweilen können.

Richten Sie Ihren Oberkörper die ganze Zeit auf, verfallen Sie dabei aber nicht in eine Hohlkreuzposition. Senken Sie das Kinn leicht nach unten, so dass der Kopf in der Verlängerung der Wirbelsäule bleibt. Legen Sie Ihre Handrücken mit locker gebeugten Ellenbogen auf Ihre Oberschenkel. Führen Sie Daumen und Zeigefinger kreisförmig aneinander (Gyan Mudra). Entspannen Sie Ihren Körper, insbesondere die Nackenpartie.

Schließen Sie die Augen und beobachten Sie Ihre Gedanken. Geben Sie ihnen 5 bis 10 Minuten Zeit, in denen sie sich »austoben« können. Das erleichtert es Ihnen, Ihre Gedanken während der nächsten Übungen zu sammeln und gezielt zu lenken. Gehen Sie immer weiter auf Distanz, so dass Sie sich völlig von ihnen lösen. Dehnen Sie die Meditation langsam bis zu einer halben Stunde aus.

Mantrameditation

Das ist die Ausweitung der Übung »Tönender Atem« (siehe Seite 25). Der Unterschied liegt darin, dass Sie alle vier Buchstaben zu einem deutlich ausgesprochenen Wort »AOUM« zusammenfügen.

Atemmeditation

Diese Übung schließt an die Yogi-Vollatmung an. Konzentrieren Sie sich auf Ihren Atem. Lenken Sie ihn nicht, sondern folgen Sie ihm mit Ihrem Bewusstsein durch Ihren Körper. Denken Sie bei jeder Einatmung »Sat« (Wahrheit) und bei der Ausatmung »Nam« (Identität).

Gegenstandsmeditation

1 Am Anfang stellen Sie einen Gegenstand vor sich auf, zum Beispiel eine Kerze, eine Blume oder das Ultraschallbild Ihres ungeborenen Kindes. Fokussieren Sie nun den Gegenstand und konzentrieren Sie sich die gesamte Dauer der Meditation darauf. Störende oder abschweifende Gedanken beobachten Sie distanziert, Sie konzentrieren sich.

Mit der nötigen Praxis können Sie den Gegenstand direkt vor Ihrem inneren Auge erscheinen lassen, ohne ihn vorher wahrhaftig vor sich gehabt zu haben.

Kraftquelle Meditation

Im Labor für Gehirnforschung der Universität Wisconsin, USA, entdeckten Ärzte, dass Meditation grundlegende Veränderungen bewirkt. Die Forscher untersuchten tibetanische Mönche, die täglich meditierten, und verglichen deren Daten mit denen von nicht meditierenden. Ergebnis: Wer meditiert, hat ein aktiveres linkes Stirnhirn. Dies ist der Bereich, der Glücksgefühle und Optimismus steuert.
Wer also mit dieser positiven Grundeinstellung durch das Leben geht, kann wiederum Stress-Situationen minimieren und lebt letztendlich viel gesünder und zufriedener.

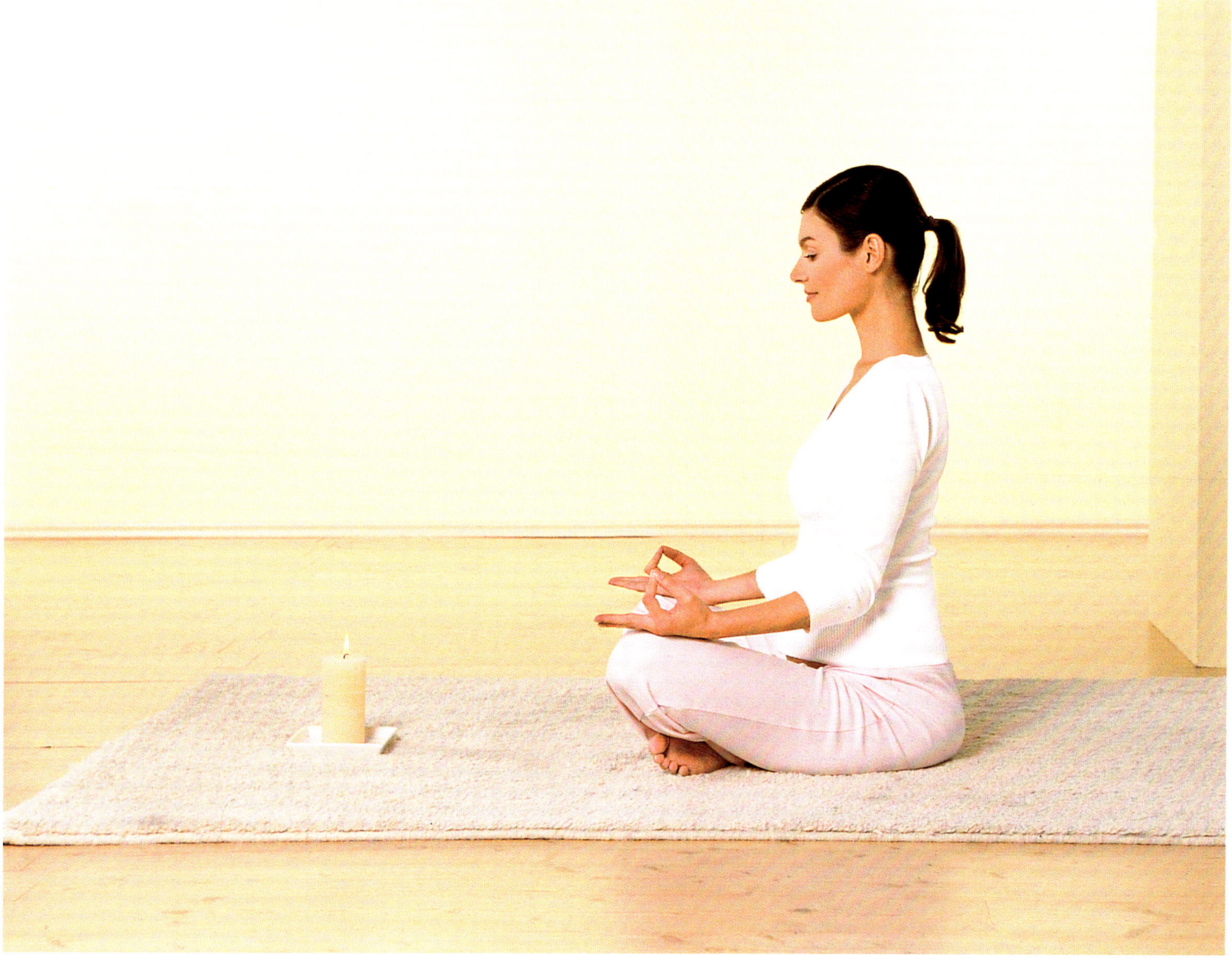

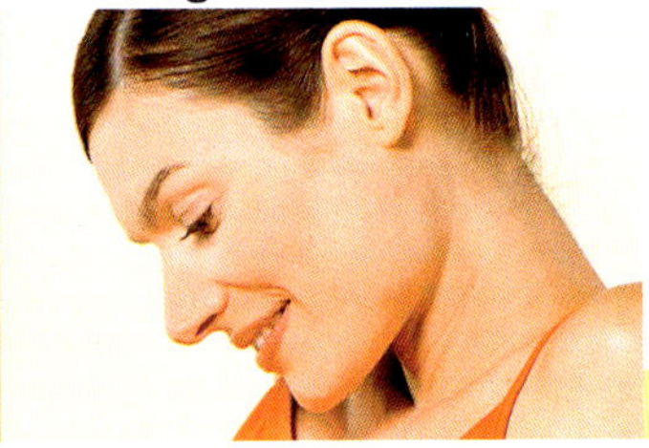

Gekonnt geübt

Einfluss von Yoga auf den Körper

Die vorgestellten Yoga-Übungen unterstützen und fördern den optimalen Verlauf Ihrer Schwangerschaft. Sie lindern oder beseitigen typische Schwangerschaftsbeschwerden wie Rückenschmerzen.

Sie lernen loszulassen und üben Körperbewegungen und Atmung in Einklang zu bringen. Sie lernen bewusst, auch bei Anspannung, lang und tief zu atmen. Durch Ihre Konzentration auf den einzelnen Atemzug richten Sie Ihre Aufmerksamkeit nach innen und entwickeln Selbstvertrauen in Ihren Körper und in Ihre Fähigkeiten. So werden Sie auch bei der Geburt eher den Bedürfnissen Ihres Körpers folgen können und haben somit die besten Voraussetzungen für eine selbst bestimmte Geburt.

Neben grundsätzlichen Geburtsvorbereitungsübungen können Sie durch gezieltes Yoga auf schwangerschaftsspezifische Bedürfnisse und Beschwerden eingehen.

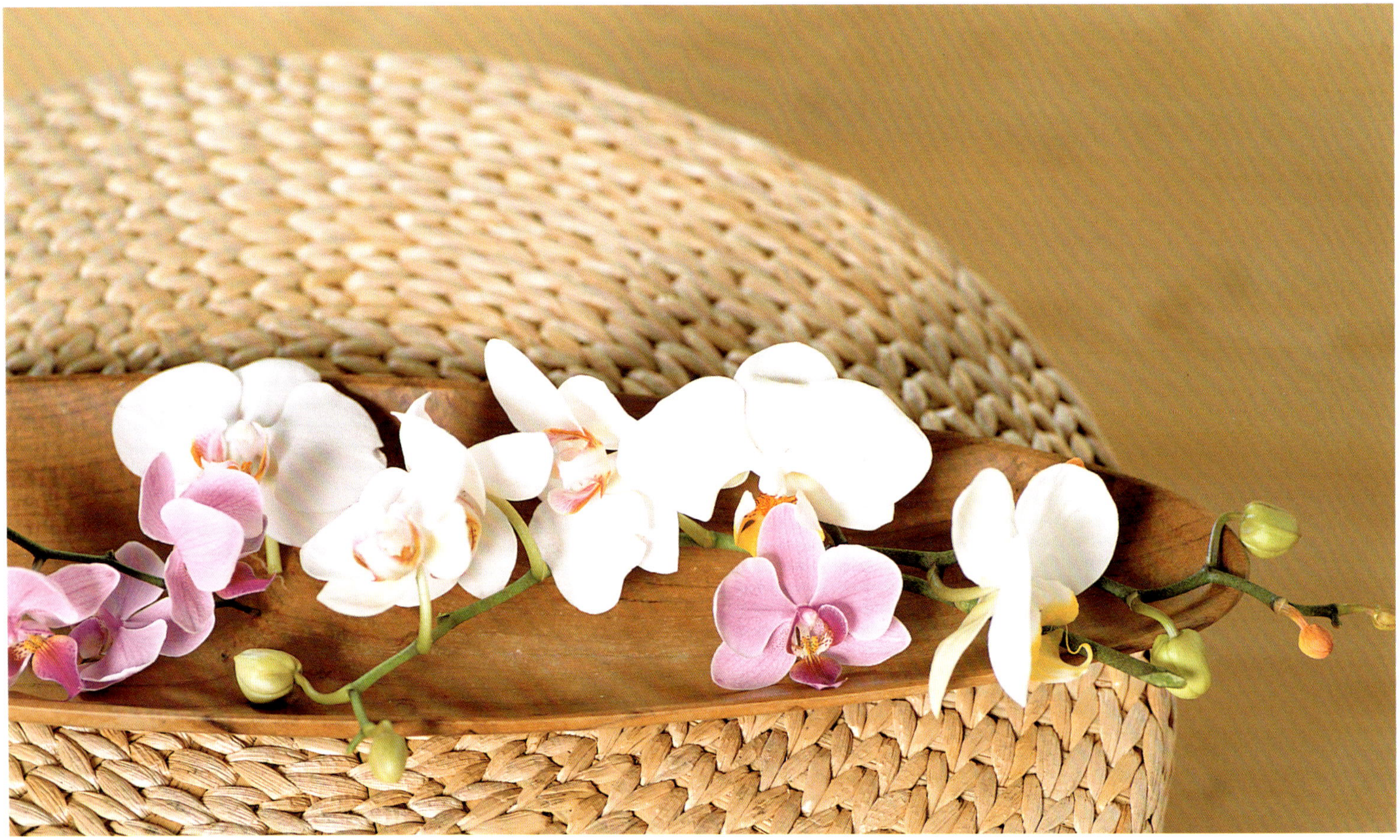

Als Erstes muss in diesem Zusammenhang auf den Beckenboden eingegangen werden, da von diesen Muskelschichten die gesamte Schwangerschaft im wahrsten Sinne des Wortes getragen wird.
Diese tragende Funktion ändert sich schlagartig bei der Geburt. Die Beckenbodenmuskeln werden vom wichtigsten Halteorgan nun zum Körperöffnen benötigt, damit dem Baby der Austritt aus dem mütterlichen Körper ermöglicht werden kann.
Nachdem auch die Nachgeburt durch diese Öffnung stattgefunden hat, muss die ursprüngliche Haltefunktion wieder eingenommen werden. Dieses Hin und Her ist ein unglaublicher Kraftakt und bleibt nicht ohne Folgen für die Elastizität der Beckenbodenmuskeln.
Unterstützen Sie Ihren Beckenboden, indem Sie ihn situationsgerecht trainieren. Damit ist nicht nur die Muskelkräftigung gemeint, sondern auch das bewusste An- und Entspannen.
Der Beckenboden ist die Basis des Rumpfes. Vorder- und Rückwand werden von Bauch und Rücken dargestellt, das Zwerchfell bildet ein Dach. Dieser so gebildete Raum beherbergt die inneren Organe, hält sie an ihrem Platz und schützt sie. Jede Druckveränderung durch Bewegung, Tragen, Husten oder Lachen wird von der Muskulatur aufgenommen und weitergeleitet. Dies erfolgt immer über den Beckenboden. Entweder ausgehend vom Bauch über den Beckenboden zum Rücken oder umgekehrt. Jeder dieser drei Bereiche ist nur so belastbar wie der schwächste seiner Teile. Als Folge müssen die anderen die Schwäche ausgleichen und werden dabei auf Dauer überlastet. So erklärt sich der Zusammenhang von schwacher Bauchmuskulatur und Rückenschmerzen und von Beckenbodenschwäche und Kreuzbeschwerden.

Bitte beachten Sie:

- Atmen Sie tief in den Bauch ein und vollständig wieder aus.
- Wenn Sie bei einer Übung mit beiden Körperseiten getrennt arbeiten, gilt: links = einatmen, rechts = ausatmen.
- Zur Ausgangsposition gehört immer eine gerade Haltung unter Berücksichtigung der natürlichen doppelten S-Form der Wirbelsäule.
- Bemühen Sie sich stets um bewusste Bewegungen und legen Sie dabei Wert auf die Genauigkeit der Ausführung.
- Die Gesamtdauer einer Übung sollte am Anfang 1 Minute betragen und sich langsam auf 3 Minuten steigern.
- Halten Sie grundsätzlich Ihre Augen geschlossen und konzentrieren Sie sich dabei auf den Punkt zwischen Ihren Augenbrauen (3. Auge).

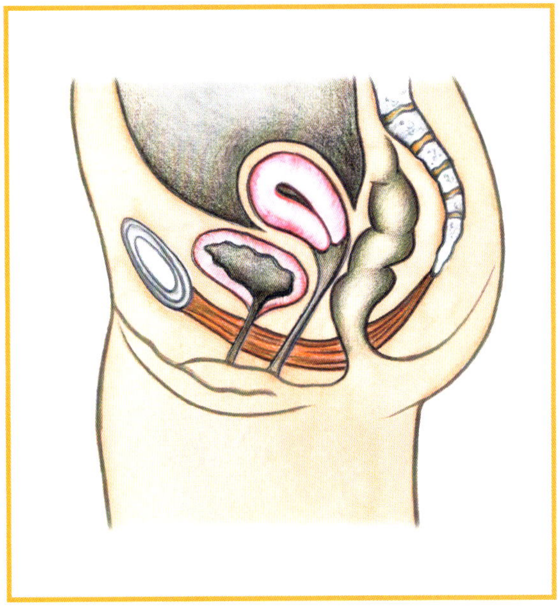

Die Beckenbodenmuskulatur verbindet Bauch und Rücken.

TIPP

Asana bedeutet »ruhige Stellung«. Versuchen Sie bei jeder Asana die Augen zu schließen, die tiefe Bauchatmung bewusst zu praktizieren und sich auf die Veränderungen in Ihrem Körper zu konzentrieren.

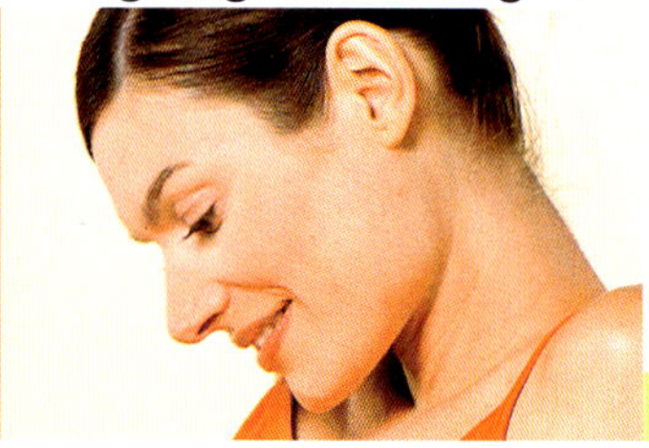

Ausgangsstellungen und Handhaltungen

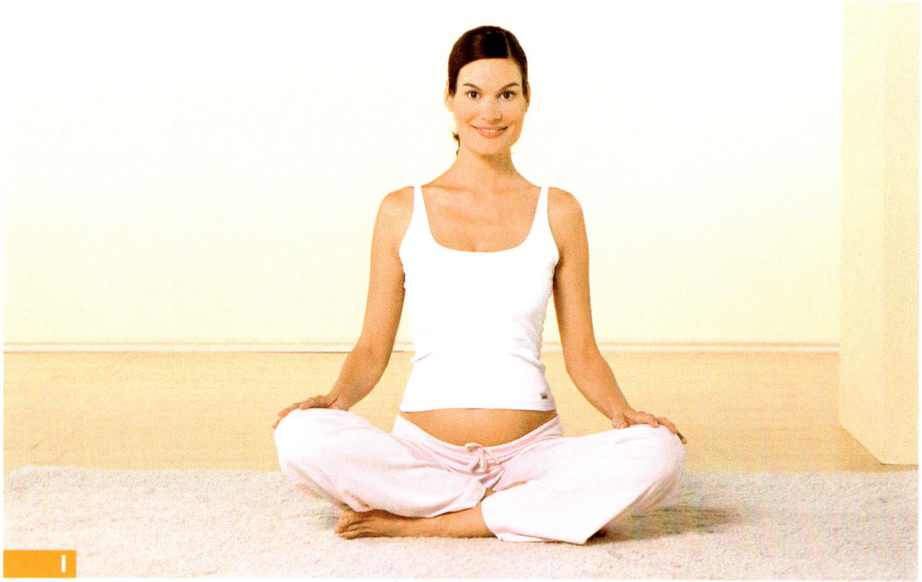

1

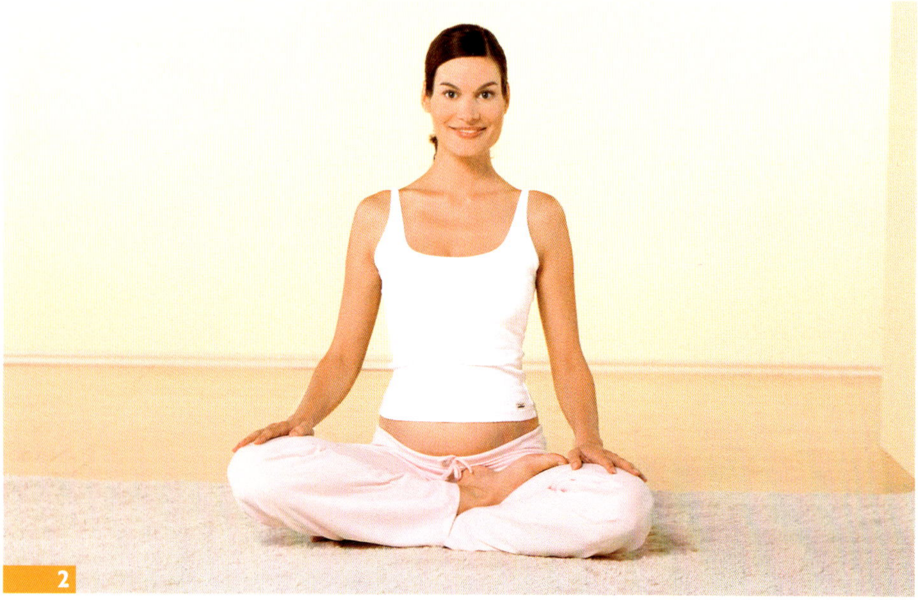

2

Schneidersitz

1 Verteilen Sie im Schneidersitz Ihr Gewicht gleichmäßig zwischen den Sitzbeinhöckern und richten Sie Ihre Wirbelsäule auf. Heben Sie den Brustkorb und lassen Sie die Schultern nach hinten sinken. Der Nacken ist lang und entspannt. Sollten Sie unbequem sitzen, können Sie ein Kissen unter das Gesäß oder die Knie legen. Dieser Sitz stärkt die Rückenmuskeln, dehnt die Hüft-, Knie- und Fußgelenke, er wirkt harmonisierend auf die Nerven und den Kreislauf.

Variation: Halber Lotussitz

2 Im halben Lotussitz wird ein Unterschenkel auf den gegenüberliegenden Unter- oder Oberschenkel gelegt.
Der Sitz fördert die Gelenkigkeit der Hüft-, Fuß- und Kniegelenke, massiert die Unterleibsorgane und beruhigt das Nervensystem.

Stand

Sie stehen mit gerader Körperhaltung, die Füße sind hüftbreit geöffnet. Die Knie sind locker. Strecken Sie Ihre Brust heraus, halten Sie Ihre Schultern unten und blicken Sie geradeaus. Aktivieren Sie den Bauch und den Beckenboden. Der Stand fördert die aufrechte Haltung, gleicht beide Gehirnhälften aus, stärkt die Beine und aktiviert den Beckenboden.

Fersensitz

3 Sie knien sich hin und setzen sich mit dem Po auf die Fersen. Strecken Sie Ihre Brust heraus, ziehen Sie die Schultern nach unten und blicken Sie geradeaus. Diese Position wirkt anregend und reguliert das Verdauungssystem, fördert die Durchblutung der Beine und Füße, belebt den belasteten Rücken und hilft den Beckenboden bewusst zu entspannen.

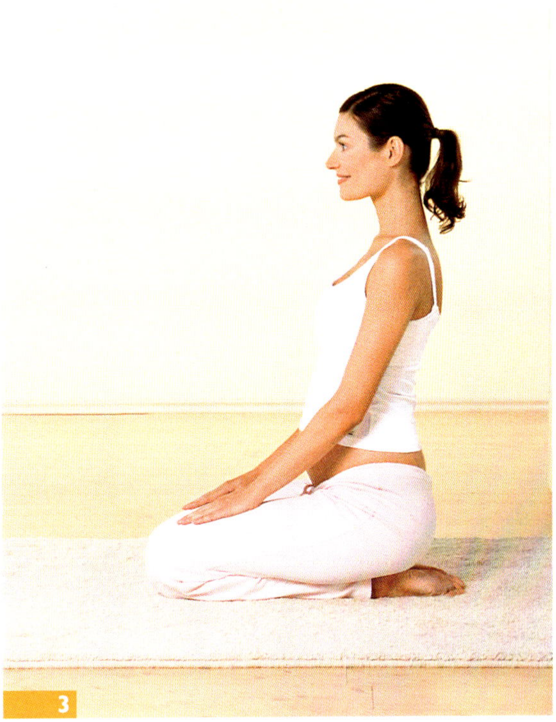
3

Bankstellung

4 Stellen Sie die Knie und Handgelenke senkrecht unter den Körper. Die Ellenbogen sind immer leicht gebeugt. Spannen Sie den Körper an und halten Sie den Rücken gerade in der Waagerechten. Blicken Sie senkrecht zum Boden.
Die Bankstellung entlastet den Rücken und Beckenboden, die Bauchmuskeln werden aktiviert.

Yoga-Faust

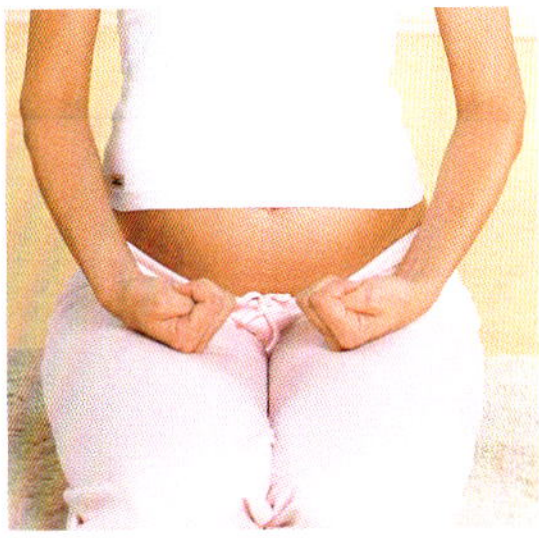

Venusschloss

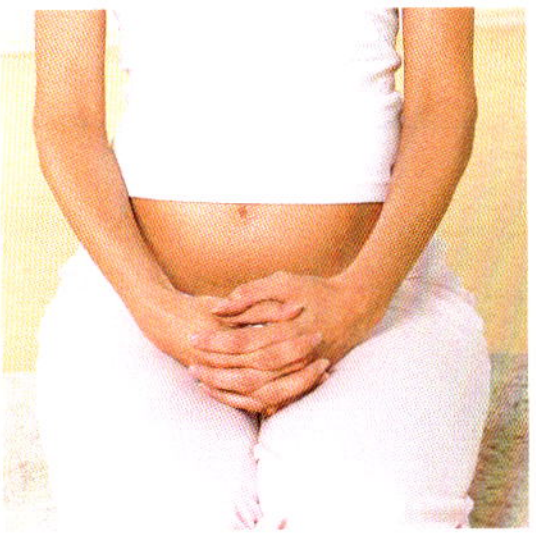

Gyan Mudra

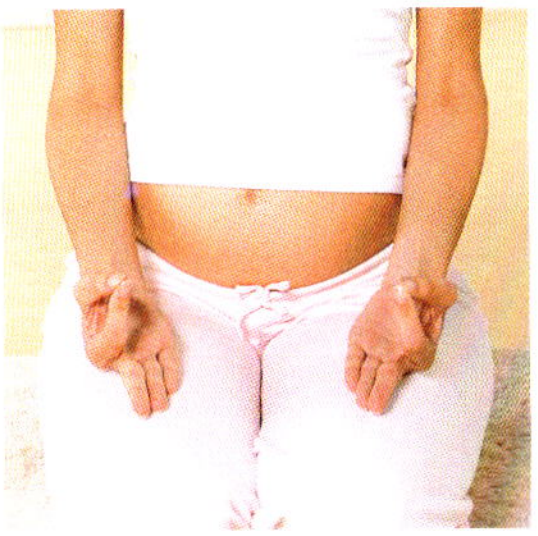

Offene Faust

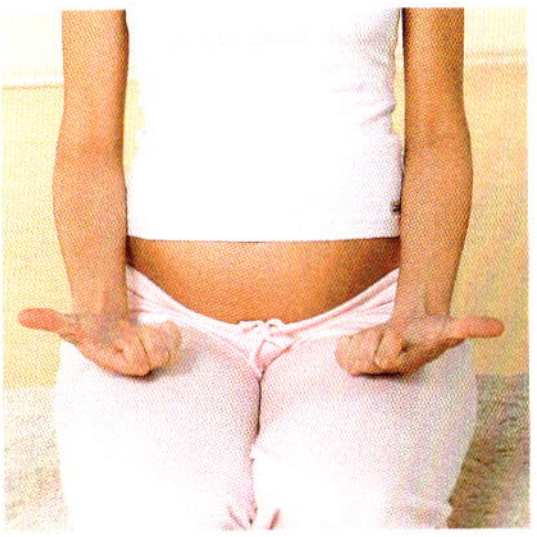

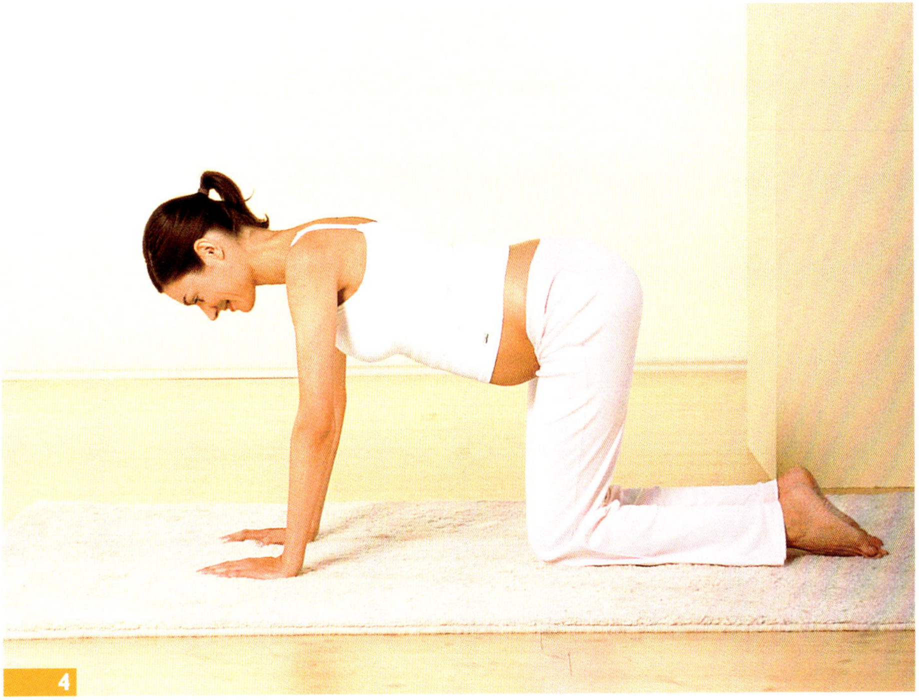
4

Asanas in der Schwangerschaft

Wohlfühlen durch Yoga

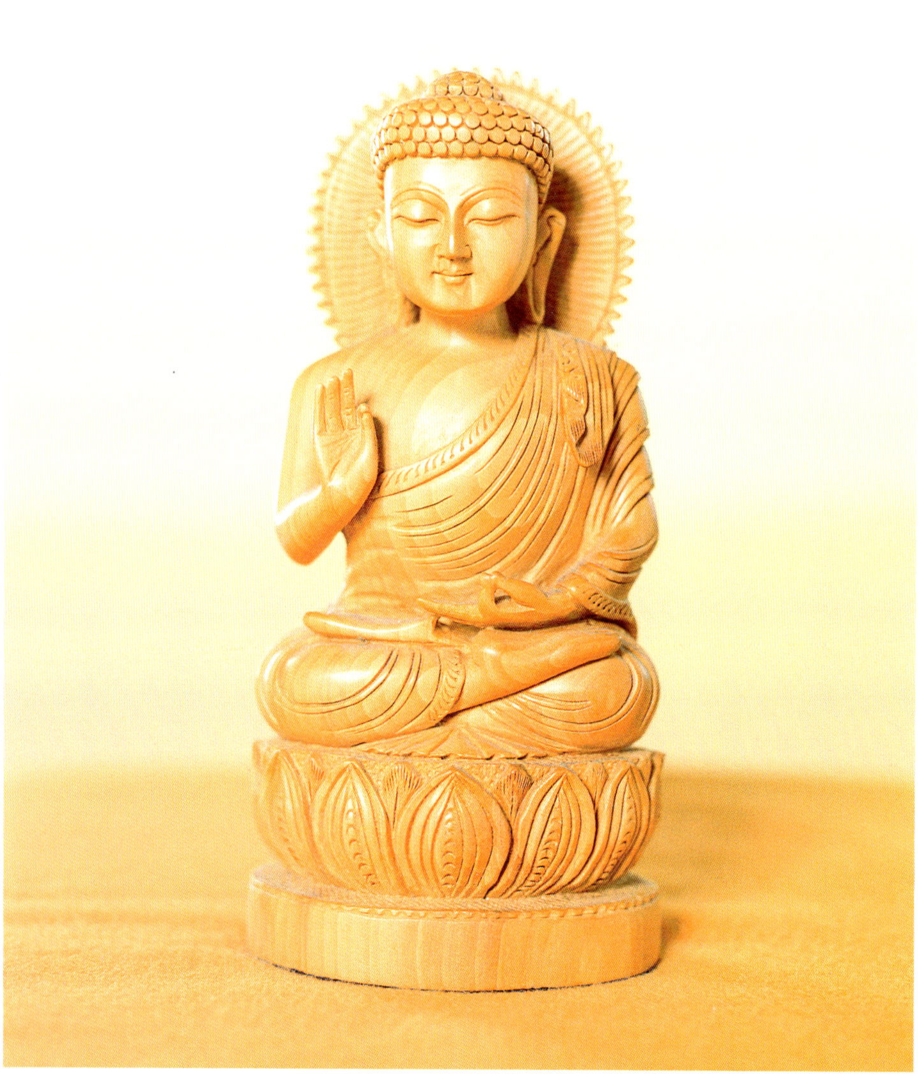

Ihr Körper vollbringt während der Schwangerschaft in vielfältiger Hinsicht Höchstleistungen. Das Kind, die Plazenta und das Fruchtwasser beanspruchen zunehmend mehr Platz, es kommt zu einer Lageveränderung der Organe, aus der eine veränderte Statik resultiert. Mit wachsendem Bauchumfang sind die Wirbelsäule und das Becken einer besonderen Belastung ausgesetzt. Zusätzlich werden vermehrt Schwangerschaftshormone ausgeschüttet. Eine Verweichlichung von Muskeln, Bändern, Sehnen, Blutgefäßen und Bindegewebe ist die Folge. Da mehr Wasser im Körper eingelagert wird, schwemmt das Gewebe auf. Somit erweitern sich auch die Venen in den Beinen und der Rückfluss des Blutes zum Herzen wird erschwert. Das begünstigt das Entstehen von Krampfadern und die Instabilität des Halteapparates.

Durch die Schwangerschaft muss Ihr Herz mehr arbeiten. Es schlägt schneller, um die erhöhte Blutmenge durch den Körper zu pumpen. Gleichzeitig sinkt meist der Blutdruck. Die dadurch auftretende Müdigkeit kann gut durch Bewegung kompensiert werden.

Sich wohl fühlen

Die folgenden Yoga-Übungen für Schwangere tragen zu Ihrem allgemeinen Wohlbefinden bei. Hauptsächlich handelt es sich um Übungen, die generell eine gute Haltung fördern und somit der Lebensenergie freien Fluss ermöglichen. Das ist die Basis für den Ausgleich der Belastungen während Ihrer Schwangerschaft.

Beim Üben relaxen

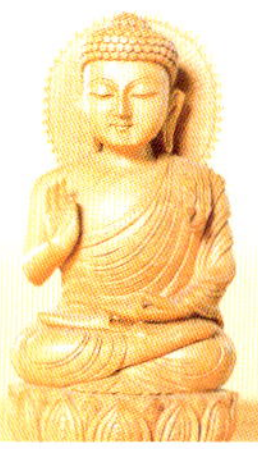

Das Engagement und die Energie, die Sie für die Körperübungen aufwenden, wird sich nachhaltig niederschlagen:

- in einem gut durchbluteten Körper;
- in Beckenbodenmuskeln, die bereit und fähig sind, sich zu dehnen;
- in trainierten Atemorganen, die einen langen und ruhigen Atem ermöglichen.

So ganz nebenbei haben Sie durch die Art und Weise, wie Sie sich mit und in Ihrem Körper bewegen, auch Ausdauer, Geduld, Klarheit und Selbstvertrauen entwickelt. Zudem hilft Ihnen eine gute Sauerstoffversorgung, Ihre Gedanken zu sortieren und sich auf Ihre neue Situation einzustellen.

Kamelritt

Durch die Bewegung werden Rückenmuskulatur und Schultergürtel massiert sowie die Flexibilität der Brustwirbelsäule erhöht. Auch die Tätigkeit der inneren Organe wie Schilddrüse, Herz, Lunge und Leber wird durch die Massage angeregt.

1 Setzen Sie sich in den Schneidersitz und umfassen Sie die Knöchel mit den Händen. Strecken Sie mit der Einatmung Ihr Brustbein nach vorn und ziehen Sie es mit der Ausatmung wieder zurück. Achten Sie darauf, dass Sie wirklich mit dem Brustbein arbeiten. Der Kopf bleibt in seiner Position.

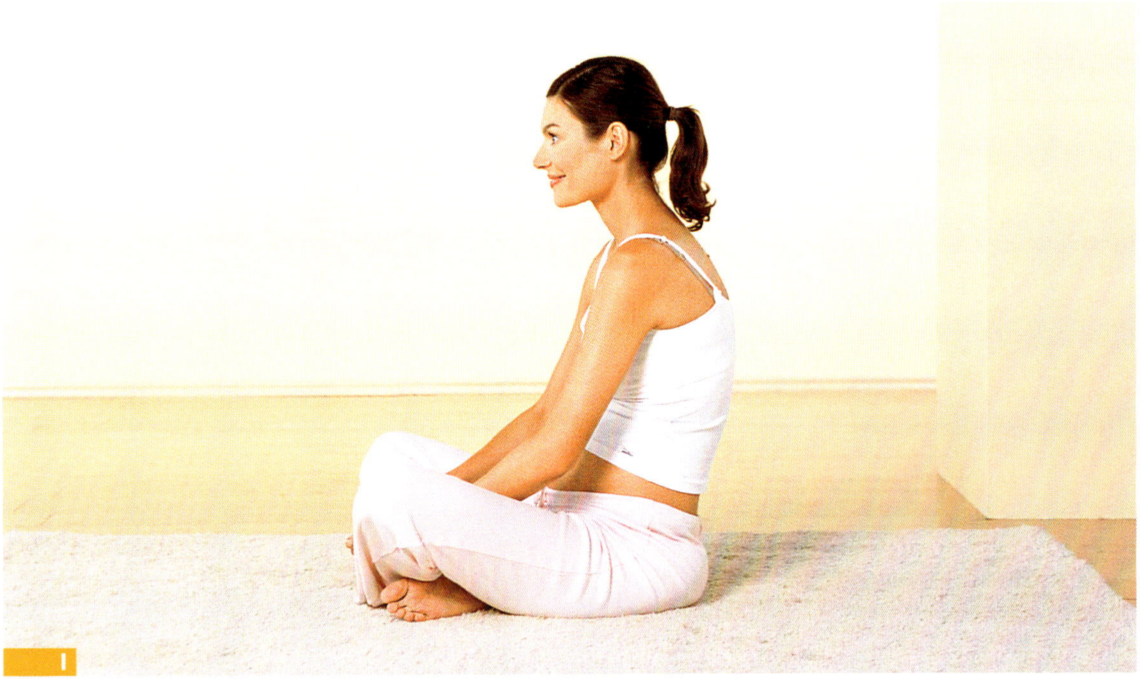

1

TIPP

Stellen Sie sich vor, Ihre Brustwarzen sind Scheinwerfer: Sie blenden Ihr Licht auf und dann wieder ab.

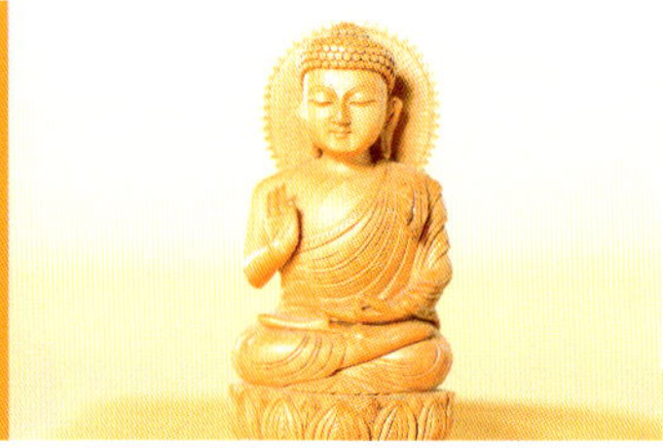

Herzöffner

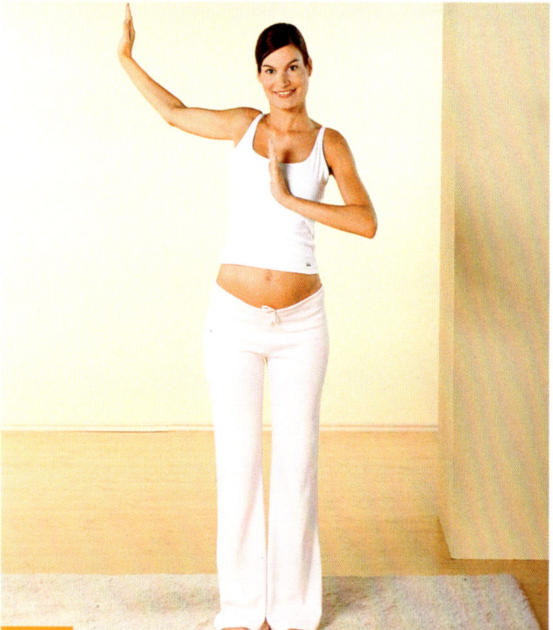

1

Die Herzöffner-Übungen erweitern die Brustmuskulatur, so dass mehr Raum für den gesamten Brustbereich entsteht. Dies verbessert die Atemfähigkeit und die Aufnahme von Lebensenergie (Prana). Die Übungen wirken nervenstärkend und ausgleichend auf Schilddrüse, Hypophyse (Hauptdrüse), Zirbeldrüse (Hormonabgabe ins Blut) und den gesamten Stoffwechsel.

Kreisender Herzöffner

1 Sie stehen mit hüftbreit geöffneten Füßen und legen Ihre Hände mit den Handflächen aneinander auf das Brustbein (Herzchakra). Wenn Sie einatmen, heben Sie Ihren rechten Arm gestreckt nach oben und beschreiben eine kreisende Bewegung nach hinten. Kommen Sie mit der Ausatmung in die Ausgangsposition zurück. Führen Sie die gleiche Bewegung mit dem linken Arm aus.

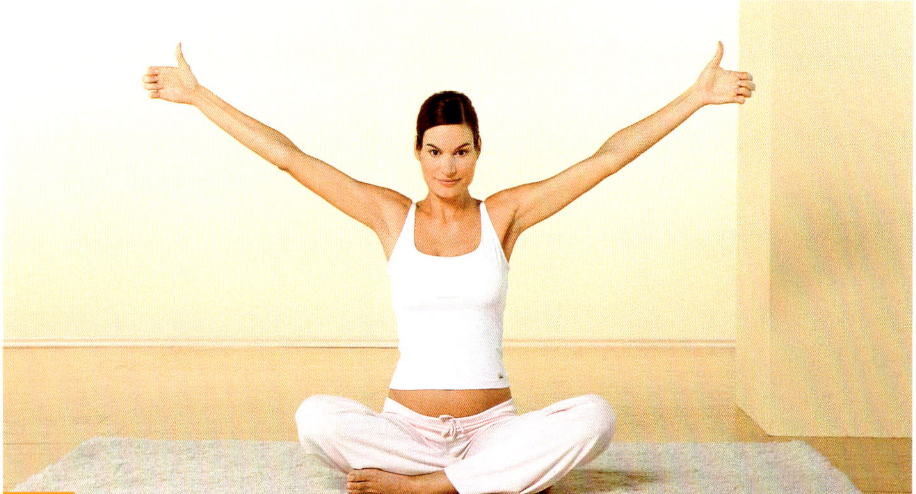

2

Gehaltener Herzöffner

2 Setzen Sie sich in den Schneidersitz oder stellen Sie sich mit hüftbreit geöffneten Beinen hin. Richten Sie den Oberkörper auf und strecken Sie die Arme im Winkel von 60 Grad nach oben. Die Handflächen zeigen nach vorn, die Daumen zur Decke. Die anderen Finger sind so eingerollt, dass sie die Fingerwurzeln berühren. Halten Sie die Position und atmen Sie ruhig und gleichmäßig tief in den Bauch.

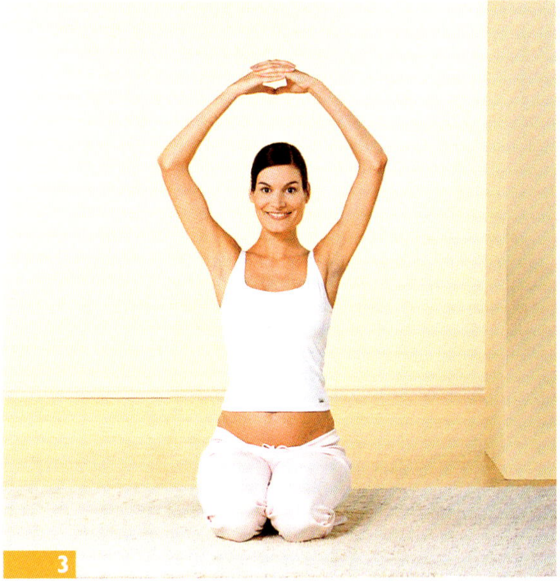

3

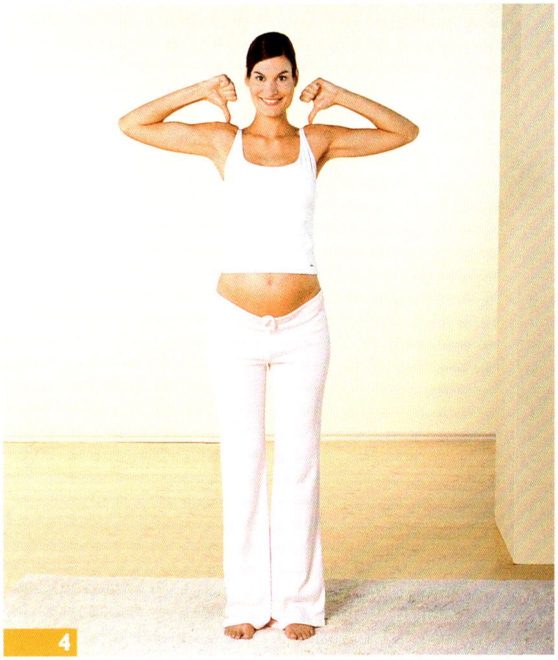

4

INFO

Sa = Geburt,
Ta = Leben,
Na = Tod,
Ma = Wiedergeburt

Heiliger Herzöffner

3 Setzen Sie sich in den Schneider- oder Fersensitz. Halten Sie Ihre Hände im Venusschloss (siehe Seite 35). Die Handflächen sind geöffnet, die Daumenspitzen berühren einander. Bringen Sie Ihre Hände nun über den Kopf, halten Sie sie wie einen Heiligenschein. Die Daumen zeigen nach hinten. Ihre Augen blicken auf die Nasenspitze. Atmen Sie lang und tief.

Winkender Herzöffner

4 Setzen Sie sich in den Schneidersitz oder stellen Sie sich mit hüftbreit geöffneten Beinen hin. Legen Sie Ihre Fingerspitzen auf die Hügel unter Ihren Fingern zu einer offenen Faust. Halten Sie die Arme seitlich ausgestreckt parallel zum Boden. Die Daumen zeigen nach oben. Mit der Einatmung bringen Sie Ihre Daumen zu den Schultern. Mit der Ausatmung strecken Sie Ihre Arme wieder parallel zum Boden.
Diese Bewegung sollte etwa innerhalb einer Sekunde vollständig ausgeführt werden.

Singender Herzöffner

5 Setzen Sie sich in den Schneidersitz. Legen Sie Ihre Daumen zu Ihren Zeigefingern (Gyan Mudra siehe Seite 35) und die Hände mit den Handrücken auf Ihre Knie. Flüstern Sie »Sa-Ta-Na-Ma«, dann singen (chanten) Sie das Mantra.

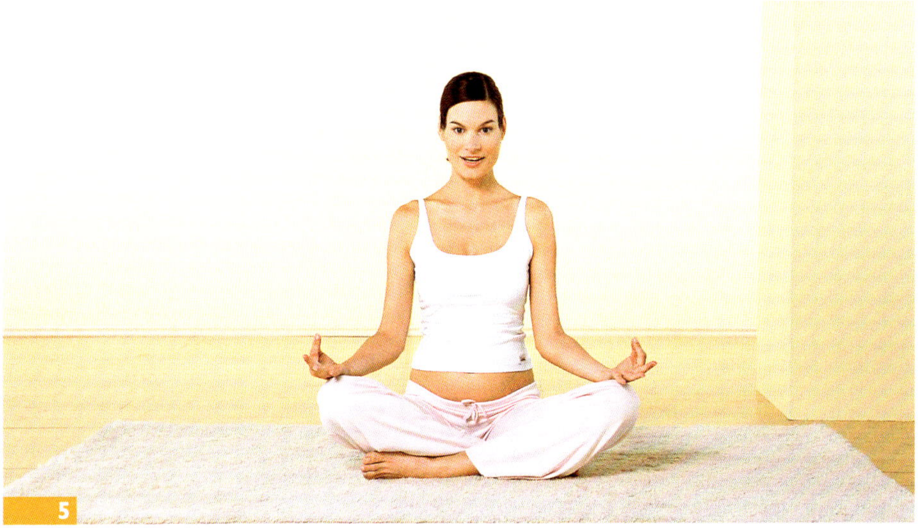

5

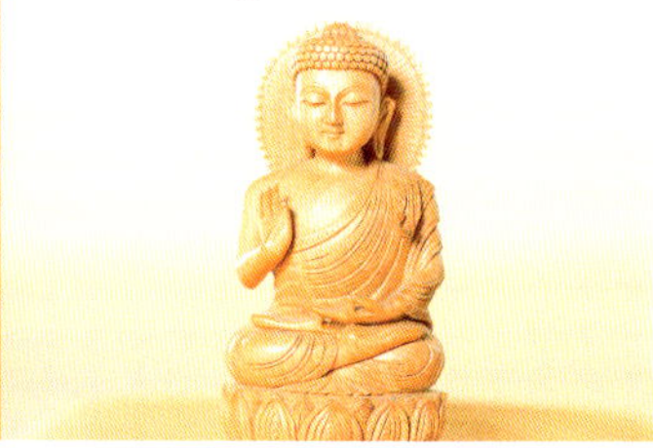

Für die Lunge und die Arme

Diener

Durch die Streckung der Lungen wird die Kapazität verbessert und die Sauerstoffaufnahme optimiert.

1 Sie stehen mit hüftbreit geöffneten Füßen und strecken Ihre Arme nach oben. Die Oberarme berühren die Ohren, die Schultern sind heruntergezogen. Beim Einatmen strecken Sie sich senkrecht nach oben. Achten Sie darauf, dass Sie Ihre Beckenboden- und Bauchmuskulatur fest anspannen und sich aus der Brustwirbelsäule heraus ziehen. Atmen Sie einige Male tief ein und aus.

2 Beugen Sie beim Ausatmen den Oberkörper aus dem Hüftgelenk heraus bis maximal in die Waagerechte nach vorn. Achten Sie darauf, dass Ihre Wirbelsäule gerade und Ihre Oberschenkel- und Rückenmuskulatur angespannt bleibt, damit die untere Wirbelsäule nicht belastet wird.

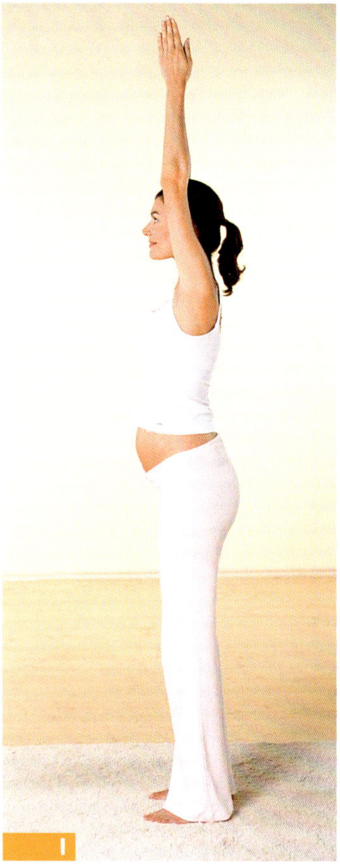

1

Haltende Lanze

Die folgenden drei Armübungen wirken ausgleichend, sowohl auf die angesprochene Muskulatur als auch auf Ihre Aura.

3 Setzen Sie sich in den Schneidersitz und legen Sie die linke Hand in den Schoß. Ihren rechten Arm heben Sie im Winkel von 60 Grad seitlich nach oben. Ziehen Sie ihn so weit nach hinten, wie es Ihnen möglich ist. Dabei verspüren Sie eine Spannung in der Brustmuskulatur und im Ellenbogen. Ihre Finger sind geschlossen. Die Hand winkeln Sie so weit ab, dass Sie eine Spannung in der Arminnenseite spüren. Die Handinnenfläche zeigt nach oben. Der Ellenbogen ist ganz gestreckt. Wechseln Sie nun die Seite.

Variation

Heben Sie beide Arme gleichzeitig im Winkel von 60 Grad seitlich nach oben. Konzentrieren Sie sich auf den Fluss der Energie.

Abknickende Lanze

4 Setzen Sie sich in den Schneider- oder Fersensitz und machen Sie Fäuste, der Daumen liegt innen. Heben Sie die Oberarme seitlich parallel zum Boden.

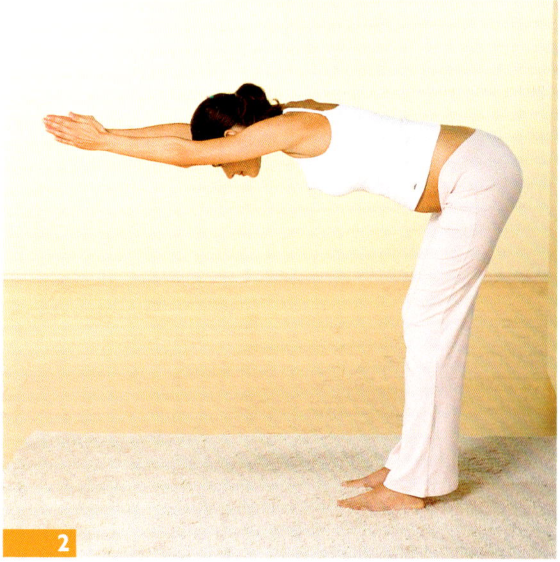

2

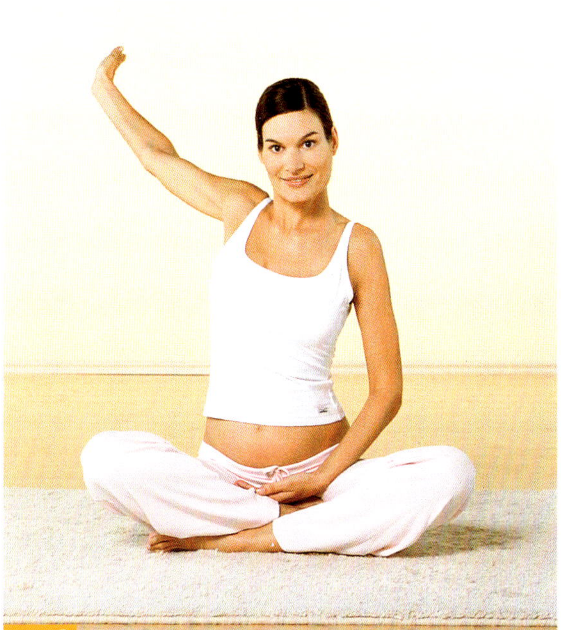
3

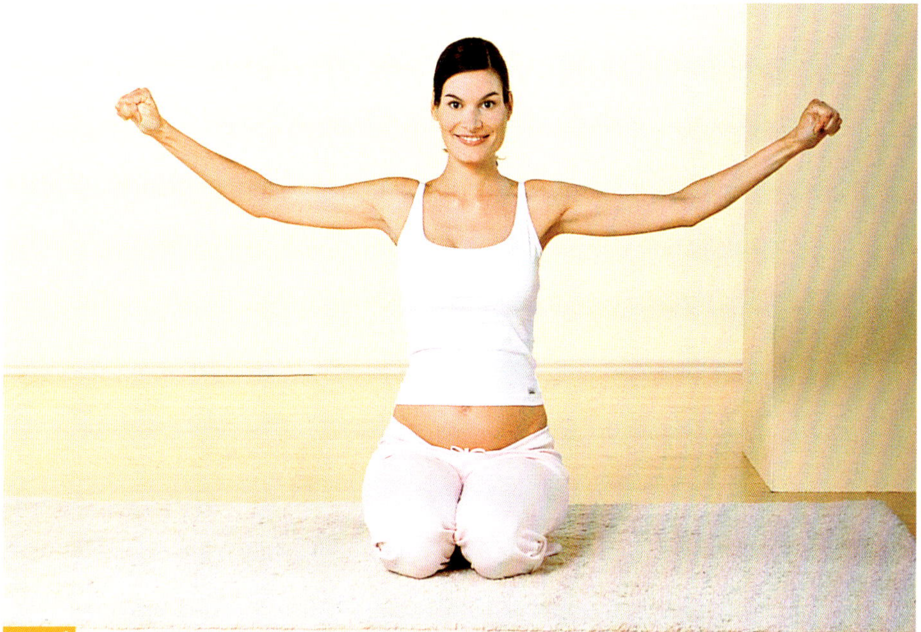
4

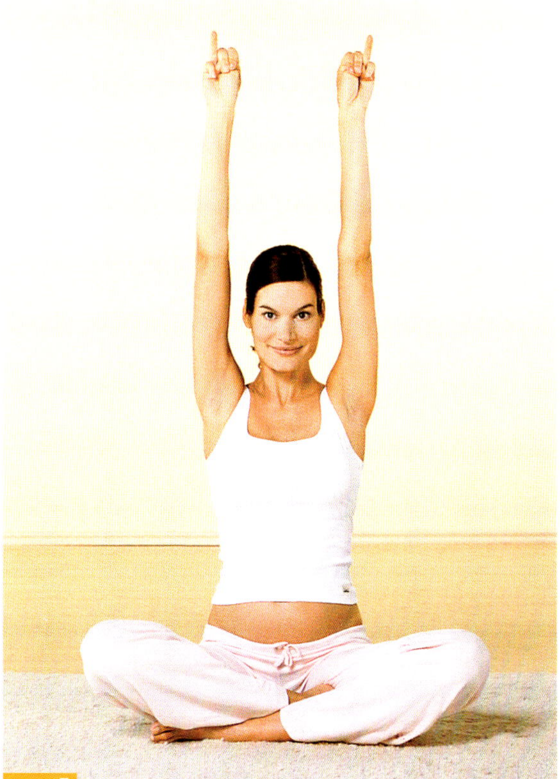
5

Führen Sie jetzt mit Ihren Ellenbogen- und Handgelenken Kreisbewegungen aus. Wechseln Sie die Richtung.

Wechselfinger-Lanze

5 Setzen Sie sich in den Schneidersitz oder stellen Sie sich mit hüftbreit geöffneten Beinen hin. Strecken Sie beide Arme gerade nach oben aus. Die Schultern bleiben unten und sind entspannt. Die Hände ballen Sie zu Fäusten, wobei der Daumen innen liegt. Strecken Sie nun Ihre Zeigefinger nach oben aus und beugen Sie sie wieder, danach die Mittelfinger strecken und beugen. Jetzt die Ringfinger strecken und beugen. Die gleiche Bewegung mit den kleinen Fingern ausführen: strecken und beugen.

TIPP

Drehen Sie die Achselhöhlen zueinander, um die Schultern zu senken.

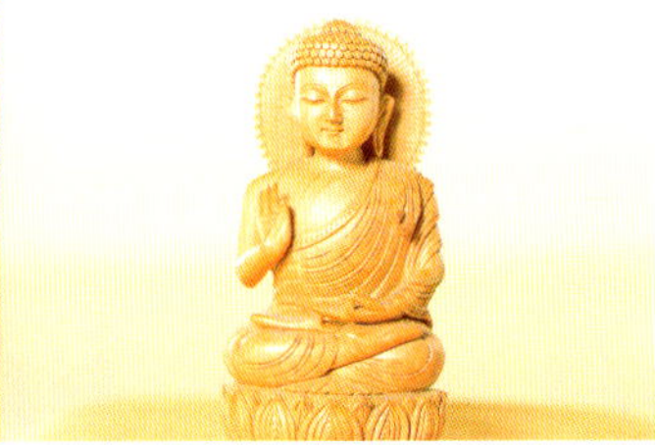

Den Beckenboden stärken

Der Beckenboden ist während der Schwangerschaft, Geburt und Rückbildung die zentrale Muskelgruppe. Durch Missachtung der Belastung in der Schwangerschaft treten sowohl kurzfristig als auch langfristig große Probleme auf. Deshalb gilt es, präventiv diese Muskelgruppe zu aktivieren und bei kleinsten Störungen sofort eine Stabilisierung zu erwirken. Der Beckenboden sollte in der Schwangerschaft genügend Halt bieten.
Die Übungen dienen der Aktivierung, Stabilisierung und besseren Durchblutung der Beckenbodenmuskulatur. Ein Muskel, der bewusst angespannt werden kann, kann auch bewusst entspannt werden. Außerdem wird durch die abwechselnde An- und Entspannung der Beckenboden gedehnt und auf die Geburt vorbereitet. Die Übungen bewirken auch eine sensibilisierte Wahrnehmung der Schichten des Beckenbodenmuskels.

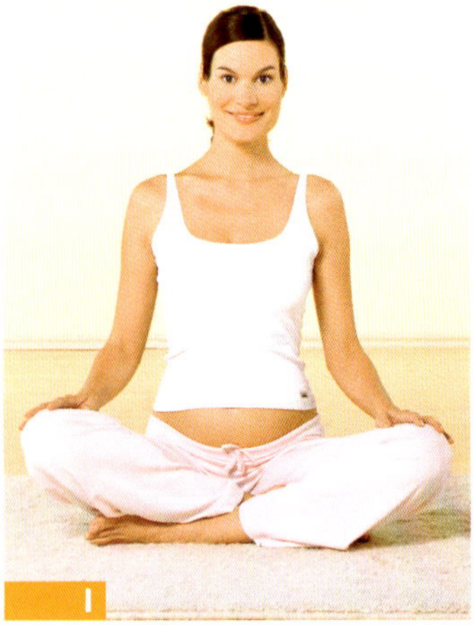

1

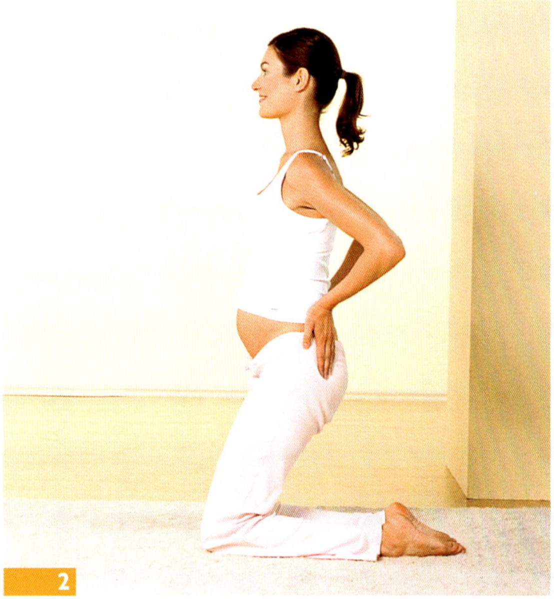

2

Lotosblüte

1 Setzen Sie sich in den Schneidersitz. Atmen Sie ein und spannen Sie den Beckenboden bei der Ausatmung an. Entspannen Sie den Beckenboden wieder bei der Einatmung. Wiederholen Sie das Anspannen und Entspannen mehrmals.

Fahrstuhl

2 Kommen Sie in den Fersensitz. Die Hände liegen hinten auf den Hüften. Beim Einatmen wird das Gesäß gehoben, spannen Sie dabei Ihren Beckenboden fest an. So können Sie mit dem Oberkörper senkrecht nach oben kommen (und müssen nicht mit dem Kopf Schwung holen). Beim Ausatmen setzen Sie sich wieder auf die Fersen. Erst wenn das Gesäß die Fersen berührt, entspannen Sie die Beckenbodenmuskulatur.
Bei Kniebeschwerden führen Sie diese Übung im Schneidersitz aus.

Achtung: Bei Neigung zu vorzeitigen Wehen sollte diese Übung nicht ausgeführt werden.

Schmetterling

3 Setzen Sie sich hin und legen Sie die Fußsohlen aneinander. Halten Sie sich dabei mit den Händen an den Füßen fest. Ziehen Sie die Fersen so weit wie möglich an das Schambein. Strecken Sie Ihre Wirbelsäule. Lassen Sie nun die Knie auf- und abwippen. Passen Sie

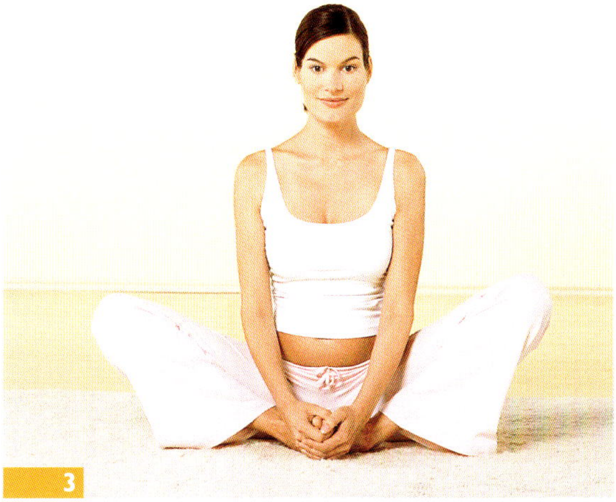

3

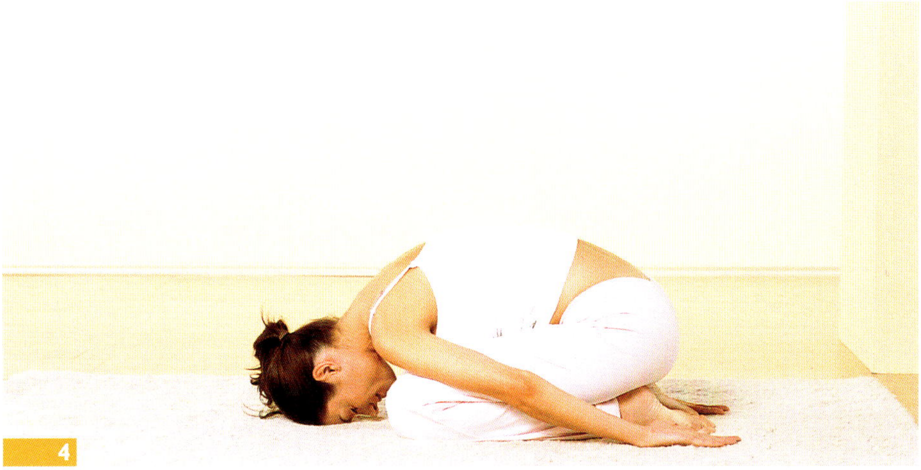

4

die Geschwindigkeit Ihrer Atmung an: einatmen, wenn die Knie nach oben gehen, ausatmen, wenn die Knie nach unten gehen.

Achtung: Bei Neigung zu vorzeitigen Wehen sollte diese Übung nicht ausgeführt werden.

Seilbahn

4 Setzen Sie sich in den Schneidersitz oder gehen Sie in die Babyposition. Spannen Sie den Beckenboden an und ziehen Sie dabei den Bauchnabel zur Wirbelsäule. Lassen Sie nun den Bauchnabel (Gondel) an der Wirbelsäule (Seil) »hoch- und wieder runterfahren«.

Anspannung halten

5 Legen Sie sich auf die Seite, setzen oder stellen Sie sich hin. Ziehen Sie den Afterschließmuskel und die Vaginalöffnung nach innen hoch, spannen Sie den Beckenboden an. Atmen Sie ruhig weiter und halten Sie die Spannung, zählen Sie langsam bis 10 oder 20. Dann doppelt so lange entspannen. Wiederholen Sie diese Übung mehrere Male.

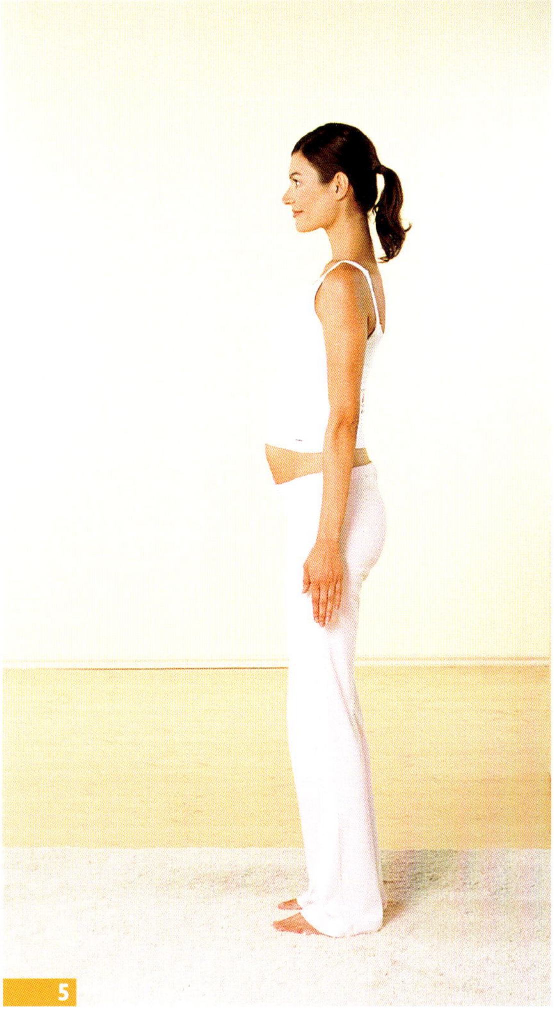

5

TIPP

Diese Übung im Stehen lässt sich überall unbemerkt durchführen, zum Beispiel, wenn Sie irgendwo warten müssen.

Schwangerschafts-beschwerden lindern

Sich mit Yoga besser fühlen

Zu einem normalen Verlauf einer Schwangerschaft kommen häufig typische Beschwerden. Im organischen Bereich kann es sich zum Beispiel um Sodbrennen, Blähungen oder Atembeschwerden handeln.
Muskuläre Dysbalancen können sich als Kopf-, Rücken- und Kreuzschmerzen sowie als Reizung des Ischiasnervs zeigen.
Hormonbedingte Wassereinlagerungen führen zu Sehnenscheidenentzündung, Inkontinenz, Hämorrhoiden und Krampfadern.

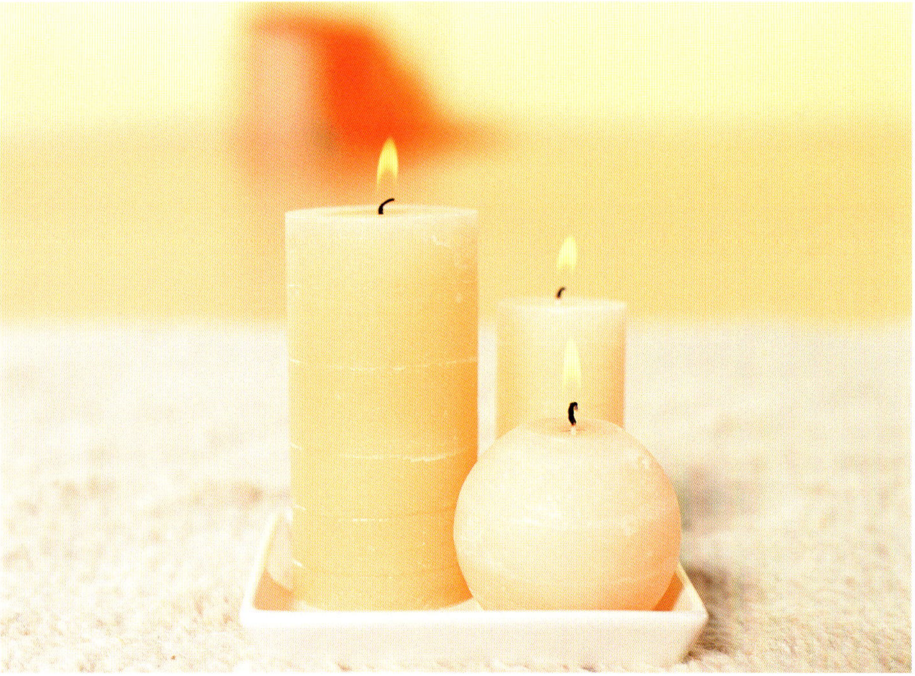

Psychische Symptome sind stressbedingte Verspannungen und Erschöpfungszustände.
Die Beschwerden treten einzeln oder gehäuft auf und können sich im Verlauf einer Schwangerschaft verändern und verstärken.

Yoga tut gut

Im Folgenden bieten Ihnen spezielle Yoga-Übungen gezielt Hilfe. Sie können die Übungen einzeln einsetzen, individuell nach Ihren Bedürfnissen kombinieren oder sich an die zusammengestellten Sets im vierten Kapitel halten. Dabei begegnen Ihnen Übungen, die Sie eventuell bereits aus regulären Gymnastikkursen kennen. Das resultiert daraus, dass Yoga die Urform der Gymnastik ist. Bei der Gymnastik liegt der Fokus nicht auf der differenzierten Atmung, sondern auf der Kräftigung der Muskulatur. Durch Gymnastik erreicht man eine Konditionierung des Körpers, wobei es beim Yoga darüber hinaus durch Meditation und Entspannung auch um die Ausgeglichenheit von Körper, Geist und Seele geht. Yoga bietet sich für zu Hause an, aber es gibt auch eine Vielzahl von Kursangeboten im Schwangeren-Yoga. Die Integration in das alltägliche Geschen ist leicht umzusetzen, beispielsweise das wiederholte Anspannen des Beckenbodens während der Ausführung von Alltagsbewegungen. Nutzen Sie auch die kleinen Pausen des Tages für eine Kraft bringende Meditation oder Entspannung.

Stressbedingte Verspannungen lösen

Verspannungen begleiten häufig die Schwangerschaft. Ausgelöst werden sie von der ungewohnten Mehrbelastung, die der Körper manchmal unbemerkt und manchmal spürbar ausgleichen muss.
Es besteht eine Wechselwirkung zwischen geistiger und körperlicher Entspannung. Wenn Sie unruhig und gestresst sind, verspannen sich die Muskeln. Auf der anderen Seite entsteht durch die Lockerung der Muskulatur eine psychische Beruhigung.

Ruhe

Diese Übung verhilft zur psychischen und physischen Entspannung. Sie können sich ausruhen und die entstehende Energie auf den Körper verteilen.

Legen Sie sich auf die Seite. Den Kopf und das obere Knie können Sie auf ein Kissen legen. Decken Sie sich gut zu oder ziehen Sie sich warm an.
In den ersten vier Monaten der Schwangerschaft ist die Rückenlage noch geeignet. Später sollten Sie sich auf die Seite legen.

Palmieren

Zusätzlich werden bei dieser Übung, durch die Entspannung der Augen, beide Gehirnhälften besonders gut ausgeglichen. Der Energiefluss wird ausbalanciert.

1 Setzen Sie sich aufrecht und bequem auf einen Stuhl oder Hocker. Legen Sie sich ein großes Kissen auf den Schoß als Stütze für Ihre Ellenbogen. Ihre Hände sollten warm sein. Reiben Sie gegebenenfalls Ihre Handinnenflächen aneinander. Schließen Sie die Augen. Legen Sie entspannt Ihre Hände über die Augen, so dass die Handseiten an beiden Seiten der Nase anliegen und die Finger auf der Stirn ruhen. (Dadurch stimulieren Sie »positive Punkte« auf der Stirn, die zentrieren und beruhigen.) Üben Sie keinen Druck auf die Augäpfel aus, aber lassen Sie auch kein Licht an die Augen dringen. Atmen Sie regelmäßig durch die Nase.
Führen Sie die Übung so lange aus, bis Sie das Gefühl haben, ruhiger und entspannt zu werden.

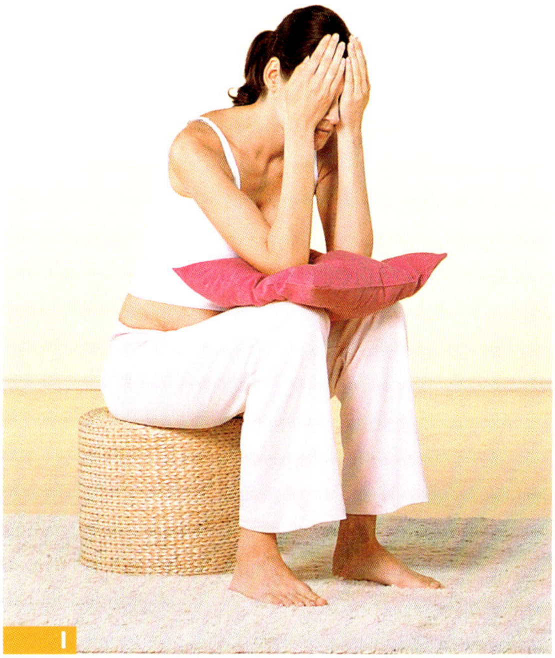
1

Für eine bessere Atmung

Ihre veränderte Statik, der zunehmend größer werdende Bauch und die Lageveränderung der Organe engen den Atemfluss und das Atemvolumen ein. Das Zwerchfell, das sich normalerweise frei nach unten ausdehnt, kann nicht mehr in seiner vollen Kapazität genutzt werden. Dadurch können schwangerschaftsbedingte Atembeschwerden auftreten.

Bahnübergang

Durch die Streckung der Lungen wird deren Kapazität vergrößert und die Sauerstoffaufnahme optimiert.

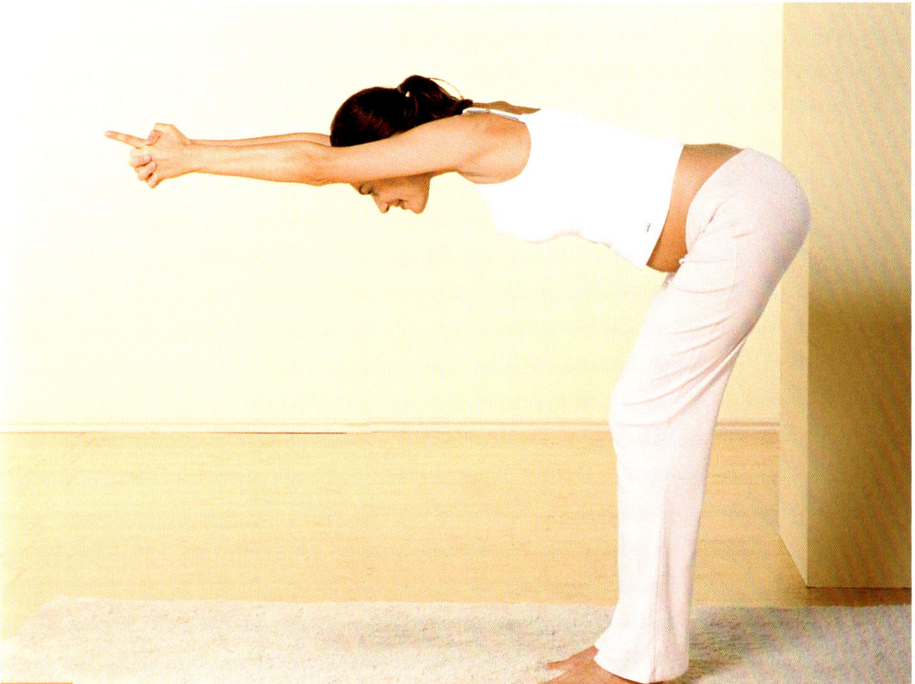

1

1 Stellen Sie sich mit hüftbreit geöffneten Beinen hin und strecken Sie Ihre Arme nach oben. Die Oberarme berühren die Ohren, die Schultern sind heruntergezogen. Falten Sie Ihre Handflächen und strecken Sie Ihre Zeigefinger nach oben aus.

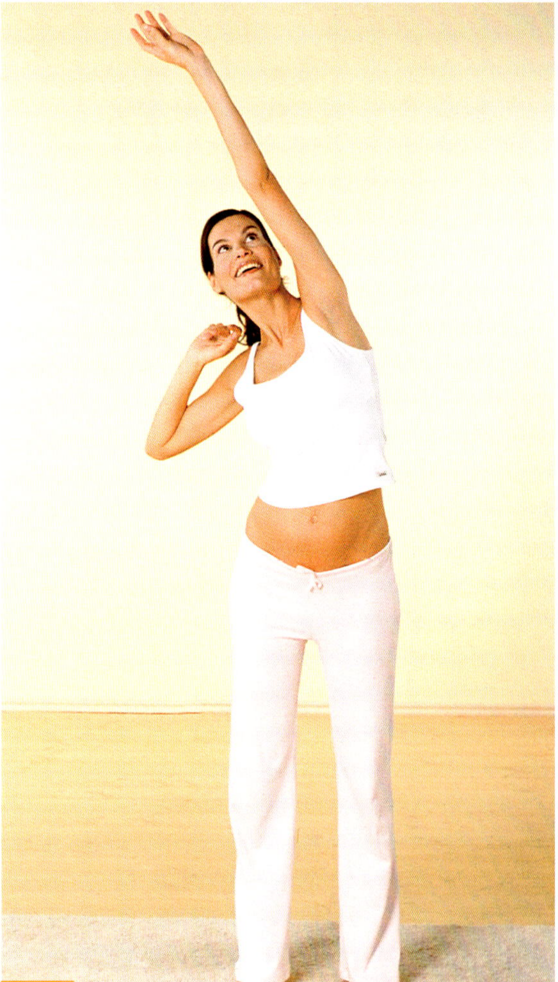

2

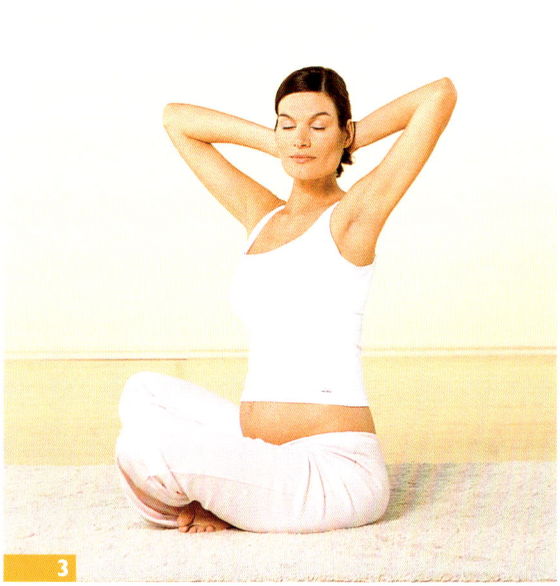

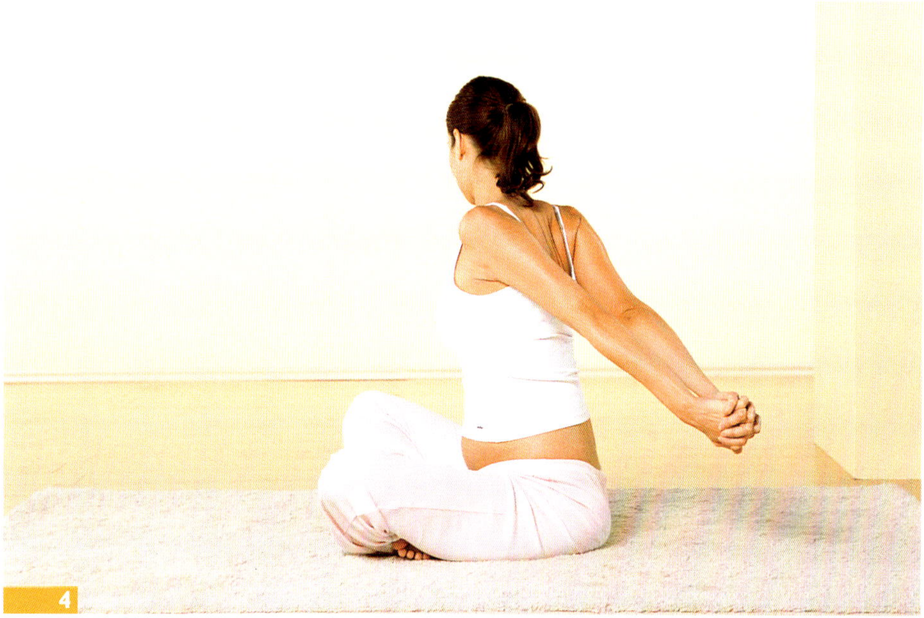

Beim Ausatmen beugen Sie den Oberkörper so weit nach vorn, wie es ohne Beschwerden möglich ist. Mit der Einatmung kommen Sie wieder in den geraden Stand.

Räkeln

Der Atemfluss wird angeregt, wodurch das Zwerchfell bessere Atemimpulse erhält und reaktionsfähiger für die Atemtiefe wird. Das fördert eine bessere Sauerstoffversorgung Ihres gesamten Körpers.

2 Stellen Sie sich mit hüftbreit geöffneten Beinen hin und räkeln Sie genüsslich den ganzen Körper. Strecken Sie dabei auch die Arme nach oben und stellen Sie sich auf die Zehenspitzen.

Oberer Seelenöffner

Die Übungen »Seelenöffner« stärken die Brust- und Rückenmuskulatur sowie das Nervensystem. Alle Chakren können ungehindert von der Lebensenergie (Prana) durchströmt werden. Das Herz und die Lungen werden besonders gestärkt.

3 Setzen Sie sich in den Schneidersitz und ziehen Sie das Kinn in Richtung Brust, so dass Sie einen langen Nacken haben. Legen Sie Ihre Hände im Venusschloss (siehe Seite 35) hinter Ihren Kopf.
Drehen Sie den Oberkörper nach links und atmen Sie ein. Drehen Sie ihn nach rechts und atmen Sie aus. Achten Sie darauf, dass das Brustbein die Bewegung anführt und der Kopf folgt.

Unterer Seelenöffner

4 Setzen Sie sich in den Schneidersitz und ziehen Sie Ihr Kinn in Richtung Brustbein, so dass Sie einen langen Nacken haben. Legen Sie Ihre Hände im Venusschloss (siehe Seite 35) hinter den Rücken. Drehen Sie den Oberkörper jetzt nach links und atmen Sie ein. Drehen Sie Ihn dann nach rechts und atmen Sie aus. Achten Sie darauf, dass das Brustbein die Bewegung anführt und der Kopf folgt.

TIPP

Um Schwindelgefühle bei den beiden Übungen »Seelenöffner« zu vermeiden, konzentrieren Sie sich auf Ihr 3. Auge oder führen Sie die Übung langsam aus.

Gegen Kopf-, Schulter- und Nackenschmerzen

Durch die veränderte Statik oder eine falsche Haltung treten Verspannungen im Schulter-Nacken-Bereich auf, die zu Kopfschmerzen führen können. Auch die schwangerschaftsbedingte hormonelle Umstellung kann bei der Entstehung von Kopfschmerzen eine Rolle spielen.

Rollende Kugel

Die gleichmäßigen, langsamen Bewegungen erhöhen die Flexibilität der Halswirbelsäule und entspannen gleichzeitig den Nacken. Die Magen- und Nierentätigkeit wird angeregt und eine Verbindung zum Kopf hergestellt.

1 Setzen Sie sich in den Schneidersitz und legen Sie Ihre Hände entspannt auf Ihre Knie. Beginnen Sie nun ganz langsam Ihren Kopf zu kreisen. Atmen Sie ein, wenn der Kopf nach hinten kommt und aus, wenn er sich wieder vorn befindet. Passen Sie die Atmung der langsamen Bewegung des Kopfes an. Entspannen Sie Ihre Gesichts- und Kiefermuskulatur. Wechseln Sie anschließend die Richtung.

Uhrwerk

Die Drehbewegung Ihrer Schultern öffnet das Herzzentrum. Die Schultern entspannen, Gehirn und Hals werden besser mit Sauerstoff versorgt. Die Lebensenergie (Prana) kann fließen.

2 Setzen Sie sich in den Schneidersitz oder stellen Sie sich mit hüftbreit geöffneten Beinen hin. Halten Sie Ihre Hände in »Pfötchenhaltung« vor dem Körper. Lassen Sie jetzt Ihre Schultern kreisen. Wechseln Sie dann die Richtung.

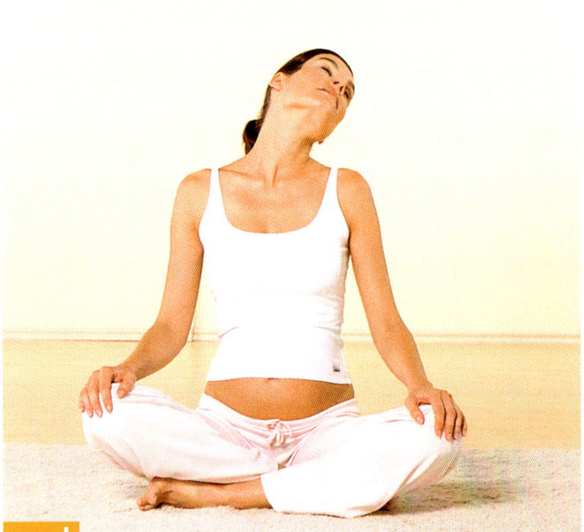
1

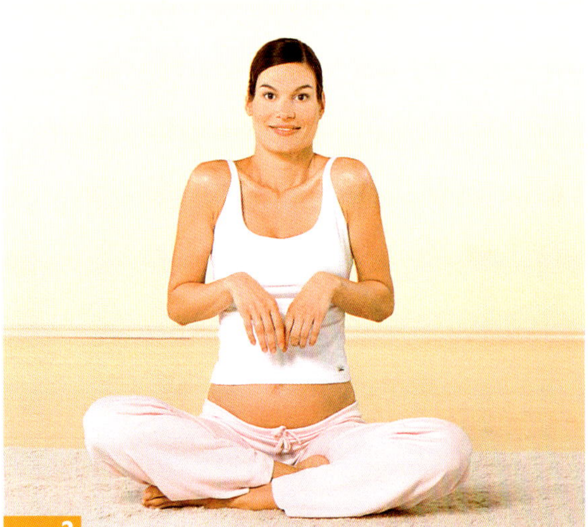
2

Variation 1

Atmen Sie ein und heben Sie die rechte Schulter. Gleichzeitig ziehen Sie Ihre linke Schulter nach unten. Beim Ausatmen heben Sie Ihre linke Schulter und ziehen die rechte nach unten.

Variation 2

Atmen Sie ein und heben Sie beide Schultern gleichzeitig. Beim Senken der Schultern atmen Sie aus.

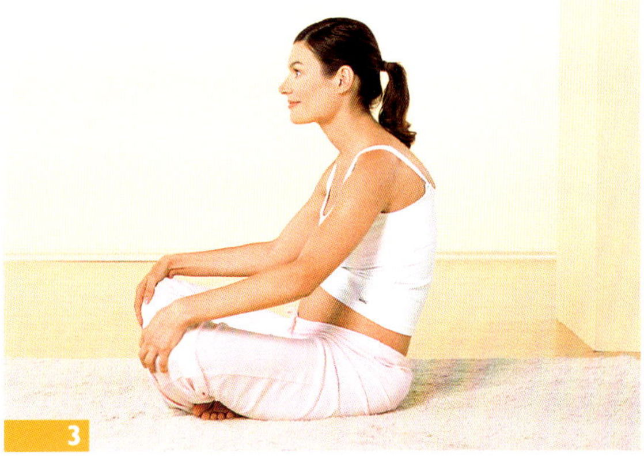

Katzenbuckel

Sie mobilisieren Ihre Brustwirbelsäule, die Sie sonst vielleicht nur spüren, wenn Sie in sich zusammengesunken und rund geworden sind.

3 Setzen Sie sich in den Schneidersitz und legen Sie Ihre Hände entspannt auf die Knie. Während der Einatmung strecken Sie Ihr Brustbein nach vorn. Ziehen Sie dabei das Kinn ein. Bei der Ausatmung runden Sie die Wirbelsäule und strecken das Kinn vor.
Ihr Gesicht zeigt während der gesamten Übung gerade nach vorn.

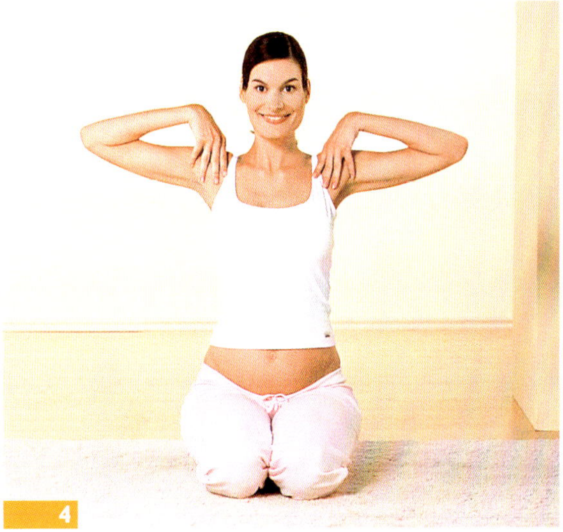

Wedeln

4 Setzen Sie sich in den Schneider- oder Fersensitz. Strecken Sie bei der Einatmung Ihre Arme seitlich zum Boden aus. Während der Ausatmung führen Sie die Hände zu den Schultern. Dabei zeigen die Daumen nach hinten und die anderen Finger nach vorn. Ihre Ellenbogen bleiben auf Schulterhöhe.

5 Nun wieder einatmen und die Ellenbogen über den Kopf bringen. Die Ellenbogen und die Schultern ziehen vertikal nach oben. Jetzt Ausatmen und die Ellenbogen wieder auf Schulterhöhe bringen. Die Schultern ebenfalls senken. Führen Sie diesen Bewegungsablauf zügig aus.

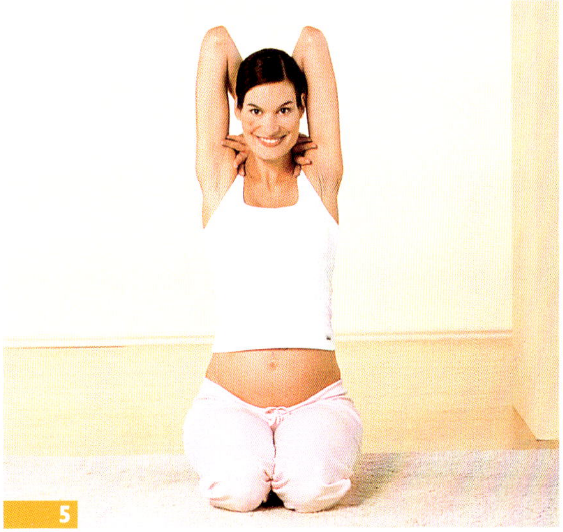

Gegen Rückenbeschwerden

Die durch den zunehmenden Bauchumfang veränderte Statik und Haltung können Rückenschmerzen verursachen. Es besteht eine erhöhte Anforderung an die Wirbelsäulenmuskulatur, die jetzt stärker stabilisieren muss. Der schwangere Körper ist auf Dehnungsprozesse angewiesen, die sich jedoch auf alle haltenden Kapsel-Band-Strukturen im Körper verweichlichend auswirken.
Alle Übungen bewirken, dass die Wirbelsäule stark durchblutet und die gesamte Rückenmuskulatur gestärkt wird. Sämtliche Muskeln und Bänder werden gezielt und bewusst gedehnt. Dadurch lösen sich Verspannungen, die Atmung wird vertieft und der Brustkorb geweitet. Dies harmonisiert das Nervensystem und verbessert die Blutzufuhr.

INFO

Durch die Dehnung der Bauchaußenseiten erfahren die Bauchorgane, vor allem Leber und Galle, einen Stoffwechsel anregenden Impuls.

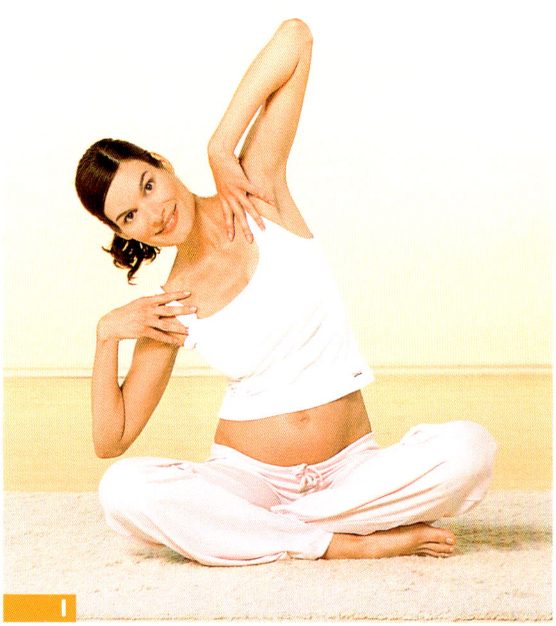

1

Waage

Das Beugen der Wirbelsäule wirkt anregend auf Bauch und Unterleibsorgane, dehnt und kräftigt die seitlichen Rumpfmuskeln und bekämpft den Fettansatz an den Hüften. Die Verbindung der Chakren kommt in Fluss.

1 Setzen Sie sich in den Schneidersitz oder stellen Sie sich mit hüftbreit geöffneten Beinen hin. Legen Sie die Hände auf die Schultern. Dabei zeigen die Daumen nach hinten und die anderen Finger nach vorn. Beugen Sie den Oberkörper nach links und atmen Sie dort ein, dann nach rechts und atmen Sie dort aus.

Leichter Drehsitz

2 Setzen Sie sich mit ausgestreckten Beinen und geradem Oberkörper auf den Boden. In der ersten Zeit der Schwangerschaft winkeln Sie das linke Bein an, heben Sie es über das rechte Bein und stellen Sie den Fuß in Höhe der Wade des rechten Beines auf den Boden.
Bei fortgeschrittener Schwangerschaft schlagen Sie lediglich das linke Bein gestreckt über das rechte.
Beim Einatmen heben Sie den linken Arm langsam bis zur Senkrechten. Strecken Sie den Oberkörper sanft nach oben. Nach einigen ruhigen Atemzügen führen Sie Ihren Arm in einem Bogen nach hinten. Der Körper passt sich der Bewegung an. Setzen Sie die Hand nahe am Gesäß auf den Boden auf. Mit der rechten Hand fassen Sie nun Ihr linkes Knie. Achten Sie darauf, dass Sie immer noch gerade sitzen. Langsam drehen Sie sich jetzt nach links: Wirbel für Wirbel, von unten angefangen, ganz zum

Schluss die Halswirbelsäule, bis Sie schließlich über die linke Schulter nach hinten blicken. Drehen Sie sich genauso langsam wieder zurück. Verweilen Sie einen Moment und führen Sie die Drehung ebenso zur anderen Seite aus. Die Sitzbeinhöcker bleiben auf dem Boden!

Kleine Wippe

Ihr Beckenbereich wird gelockert und flexibler. Dadurch lösen sich Verspannungen.

3 Kommen Sie in die Bankstellung (siehe Seite 35) und kippen Sie Ihr Becken vor.

4 Kippen Sie Ihr Becken nun zurück. Der Blick ist während der Übung stets senkrecht zum Boden gerichtet.

Variation
Lassen Sie Ihr Becken zusätzlich kreisen.

Rührlöffel

Ihre untere Wirbelsäule wird mobilisiert. Dadurch lösen sich Verspannungen und die Bauch- und Beckenbodenmuskulatur wird gestärkt. Diese Übung hilft auch bei Blähungen und Verdauungsschwäche.

5 Legen Sie sich auf die rechte Seite und ziehen Sie mit der linken Hand das linke Knie an den Bauch. Beschreiben Sie mit dem Knie einen großen Kreis, indem die linke Hand das linke Knie erst zu einer Seite führt, dann nach vorn, zur anderen Seite und über den Bauch wieder zurück. Nachdem Sie die Übung einige Male wiederholt haben, legen Sie sich auf die andere Seite und kreisen mit dem rechten Bein.

Achtung:
Bitte üben Sie keinen Druck auf Ihr Baby aus!

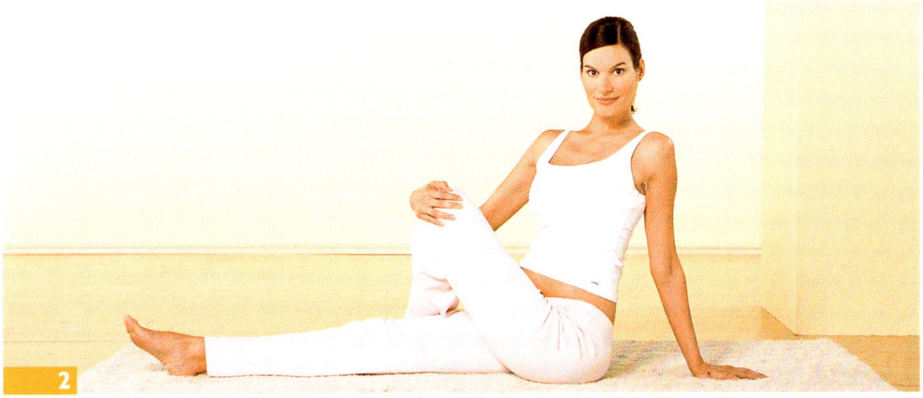
2

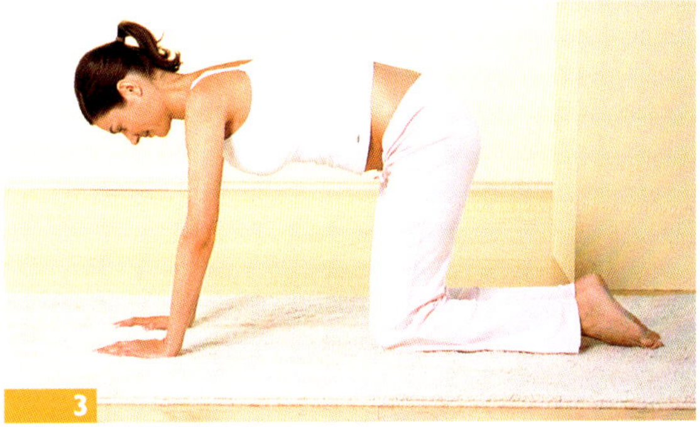
3

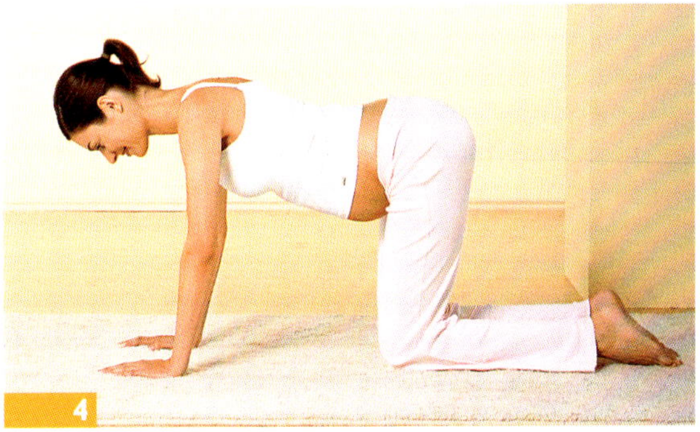
4

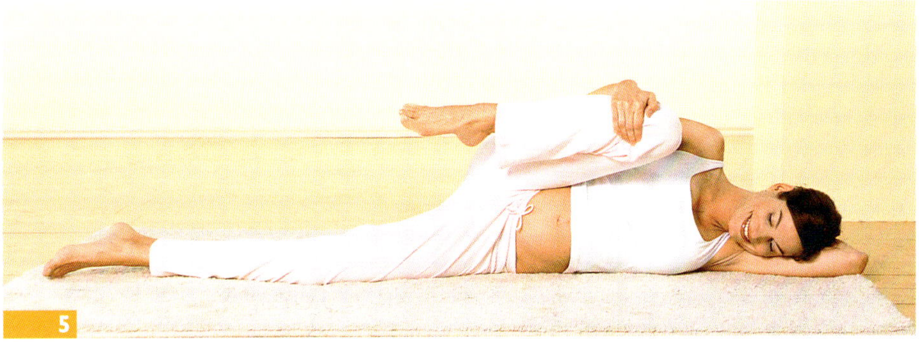
5

Gegen Rückenbeschwerden

Sphinx

Diese Übung bewirkt einen Ausgleich der Schilddrüse, Hypophyse und Zirbeldrüse (Hormonabgabe ins Blut) und balanciert den Stoffwechsel aus. Das Gehirn wird besser durchblutet.

1 Kommen Sie in den Fersensitz und öffnen Sie die Oberschenkel bauchbreit. Die Hände stellen Sie vor den Knien auf.

2 Beim Ausatmen beugen Sie sich in die Babyposition und legen die Unterarme vor den Knien übereinander. Das Gesäß bleibt auf den Fersen. Bei der Ausatmung kommen Sie mit dem Oberkörper wieder in die Ausgangsstellung.

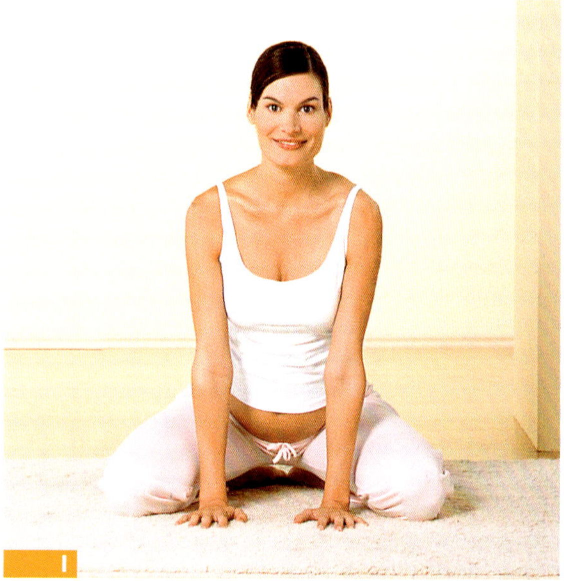

1

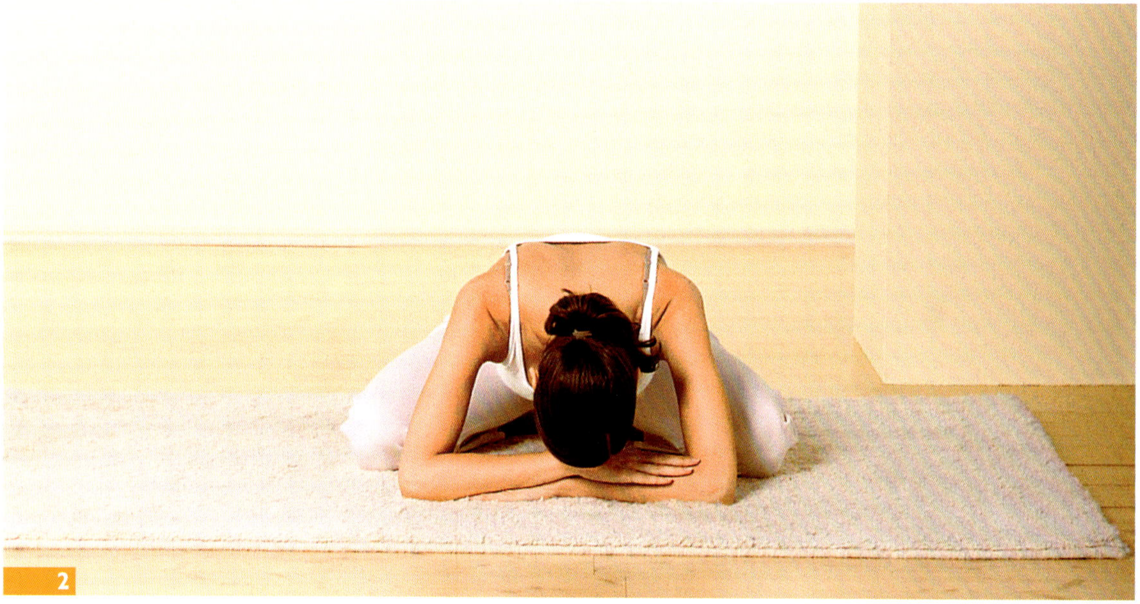

2

Gegen Ischiasschmerzen

Der Ischiasnerv wird auch als Lebensnerv bezeichnet. Schmerzen in diesem Bereich entstehen durch die schwangerschaftsbedingte Reizung und Belastung des Beckenringes. Das kann zu einer Einengung der aufgehenden Nervenwurzeln führen, die einen schmerzhaften Entzündungsprozess nach sich ziehen kann (Ischialgie).

Krokodil

Diese Übung stärkt Ihre Wirbelsäule und Rückenmuskulatur. Dies wirkt anregend auf das Nervensystem, beugt Bandscheibenvorfällen vor und lindert Schmerzen im unteren Rückenbereich. Die Bauchorgane werden massiert und besser durchblutet. Das hilft auch bei Hexenschuss.

I Legen Sie sich auf den Rücken und breiten Sie Ihre Arme seitlich aus, die Handflächen zeigen nach oben.
Legen Sie Ihr gestrecktes linkes Bein so über das rechte, dass die Fesseln übereinander liegen. Nun drehen Sie mit der nächsten Ausatmung die Beine nach links und heben die rechte Hüfte etwas ab. Die Schultern bleiben die ganze Zeit auf dem Boden liegen und der Kopf dreht nach links. Atmen Sie einige Male in die Dehnung langsam ein und aus. Wechseln Sie anschließend die Seite.
Vermeiden Sie ruckartige Bewegungen, indem Sie sich langsam und bewusst auf die andere Seite drehen. Zusätzlich massieren Sie Ihren Beckenbereich ein wenig. Die schmerzende Körperregion wird außerdem behutsam bewegt und kann in ihrer entspannten Situation bleiben.

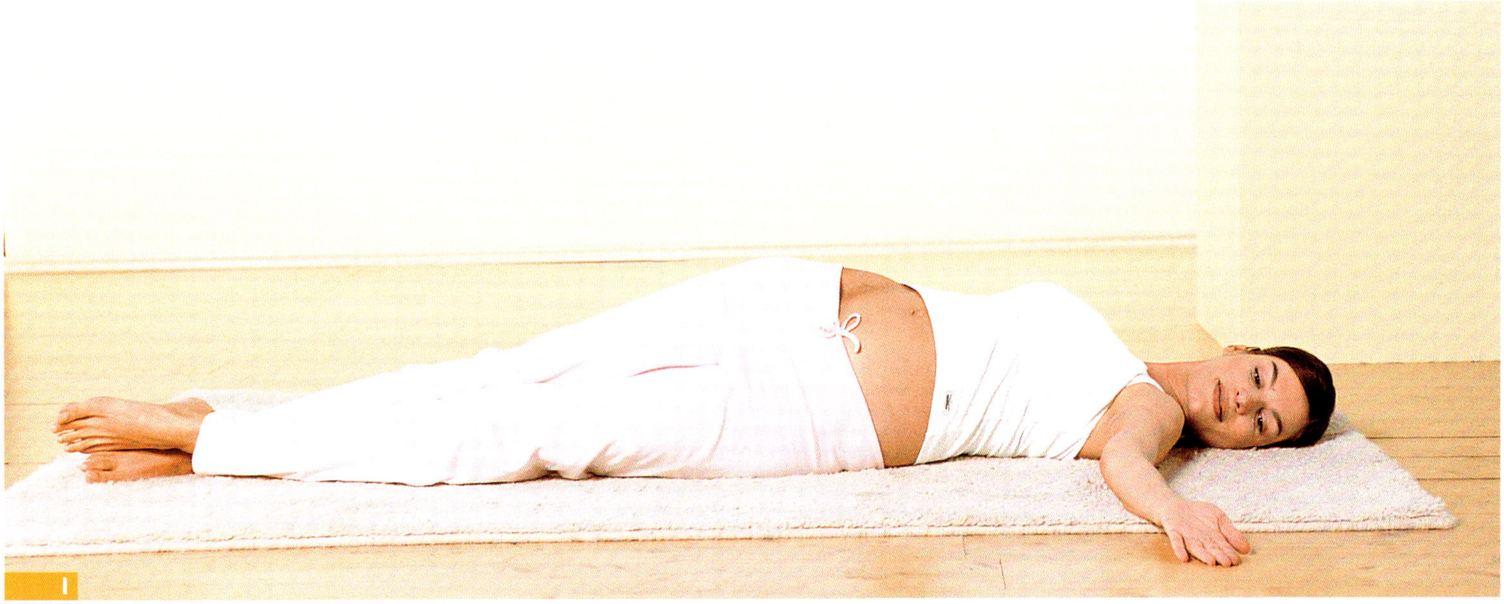

I

Gegen Wassereinlagerungen in den Beinen

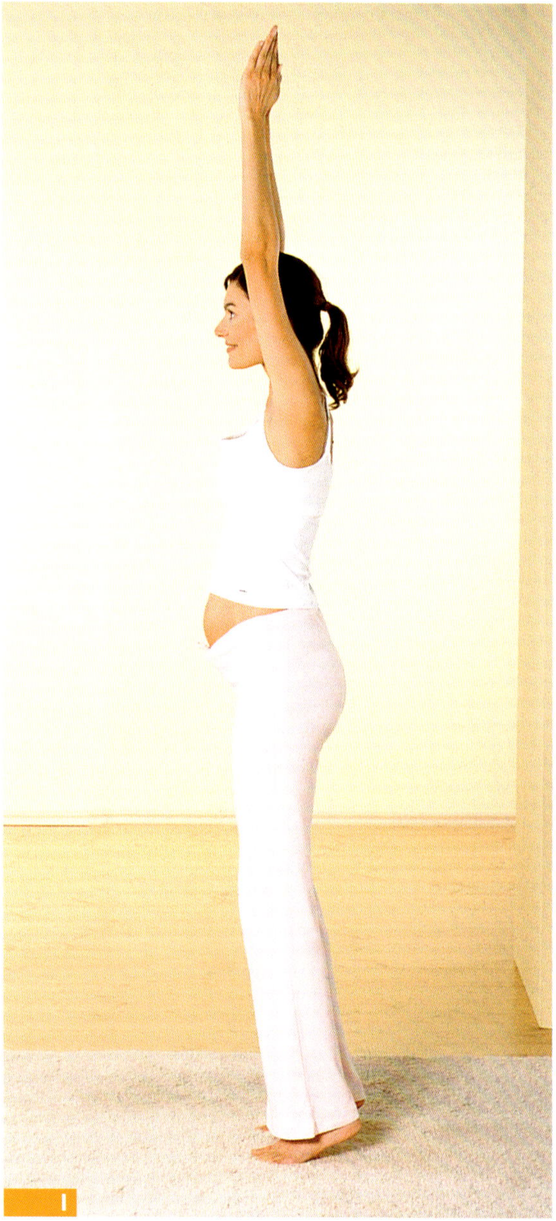

1

Durch das Hormon Relaxin werden die Muskeln und Bänder weicher und gedehnt. Durch veränderte Blutversorgungsverhältnisse können sich Krampfadern und Wassereinlagerungen (Ödeme) entwickeln.
Diese treten besonders in den Extremitäten und zunehmend zum Ende der Schwangerschaft auf.
Wenn Sie die folgenden Übungen ausführen, kommen Kreislauf und Flüssigkeitshaushalt in Schwung, die Durchblutung wird angeregt. Diese Übungen bewirken einen Ausgleich der Schilddrüse, der Hypophyse (Hirnanhangsdrüse) und der Zirbeldrüse (Hormonabgabe ins Blut).

Bergsteiger

1 Stellen Sie sich mit hüftbreit geöffneten Beinen hin und strecken Sie die Arme nach oben. Die Schultern sind entspannt, der Nacken ist lang. Sie stehen mit den Fußsohlen auf dem Boden und atmen ein. Stellen Sie sich nun auf die Zehenspitzen und atmen Sie dabei aus.

Kreativer Pinsel

2 Setzen Sie sich mit ausgestreckten, etwa bauchbreit geöffneten Beinen und geradem Oberkörper auf den Boden. Stützen Sie sich hinter dem Körper auf. Halten Sie den Rücken ganz gerade, indem Sie das Brustbein vorstrecken. Lassen Sie Ihre Füße in alle Richtungen kreisen. Danach ziehen Sie Ihre Zehen an und strecken Sie wieder (Venenpumpe). Führen Sie abwechselnd beide Bewegungen aus.

TIPP

Erleichterung bringt folgende Bewegung, vor allem bei Krampfadern: Halten Sie sich an einer Stange oder einem Tisch fest und gehen Sie aus dem Stand in die Hocke.

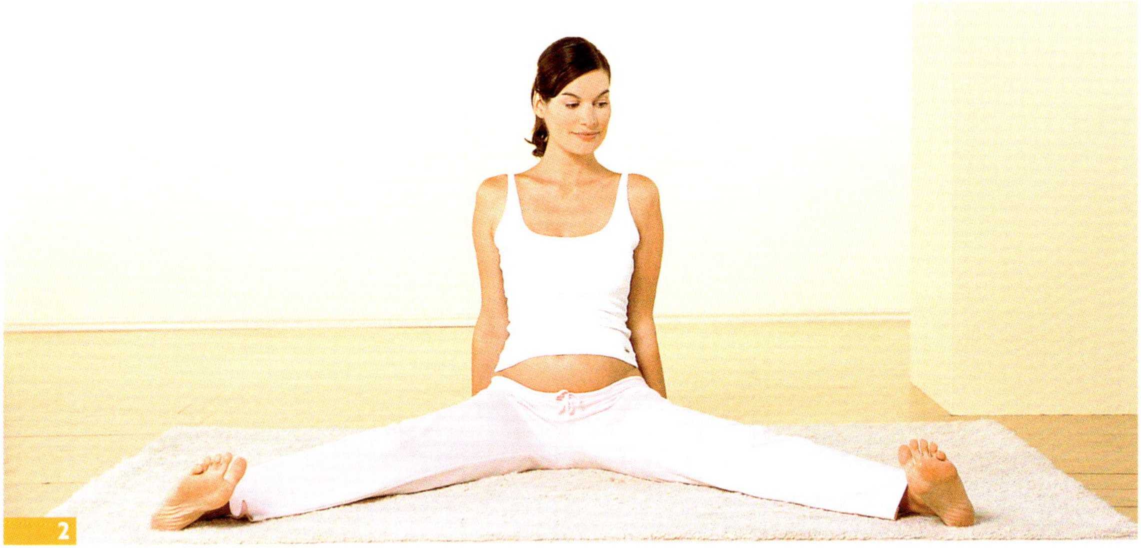

2

Katze

3 Begeben Sie sich in die Bankstellung (siehe Seite 35). Der Rücken bleibt gerade. Beim Einatmen führen Sie das linke Knie und den rechten Ellenbogen zueinander.

4 Bei der Ausatmung strecken Sie den rechten Arm und das linke Bein in die Waagerechte. Fallen Sie nicht ins Hohlkreuz.
Wechseln Sie anschließend die Seite.

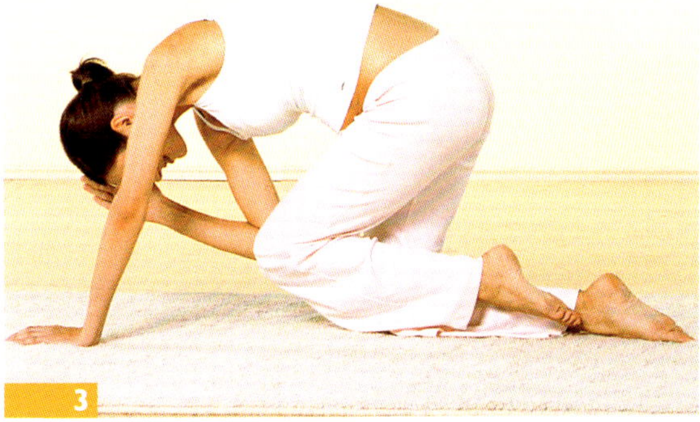

3

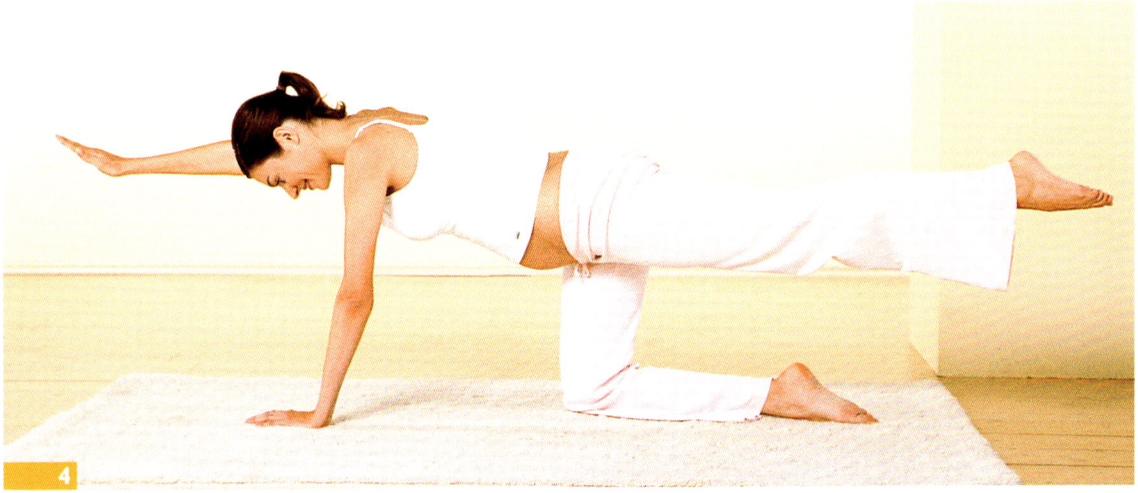

4

Gegen Wassereinlagerungen in den Beinen

Schranke

Zusätzlich regt diese Übung die Verdauung und den Kreislauf an.

1 Legen Sie sich auf die rechte Seite. Legen Sie Ihren Kopf auf den lang ausgestreckten oder angewinkelten Arm, damit Ihre Halswirbelsäule lang bleibt. Winkeln Sie das rechte Bein so an, dass Sie sich sicher fühlen. Strecken Sie das linke Bein und ziehen Sie die Zehen zum Körper. Heben Sie nun das linke Bein hoch und atmen Sie ein. Beim Senken des Beines ausatmen. Wechseln Sie die Seite.

Verschnaufpause

Wassereinlagerungen, müde und schwere Beine, Besenreißer, Krampfadern – alles Beschwerden, die auch typbedingt sind. Die eine Schwangere hat mehr damit zu kämpfen als die andere, manche Frauen empfinden es als kosmetisches Problem, für einige schränkt sich dadurch die Lebensqualität ein. Für alle gilt: Beine hochlegen, wann immer es geht! Denn auch ohne sichtbare Probleme haben es Ihre Beine im wahrsten Sinne des Wortes schwer. Entlasten Sie Beine und Füße und genießen Sie einen Moment der Ruhe, indem Sie jede Gelegenheit nutzen, um die »Füße hochzulegen«.

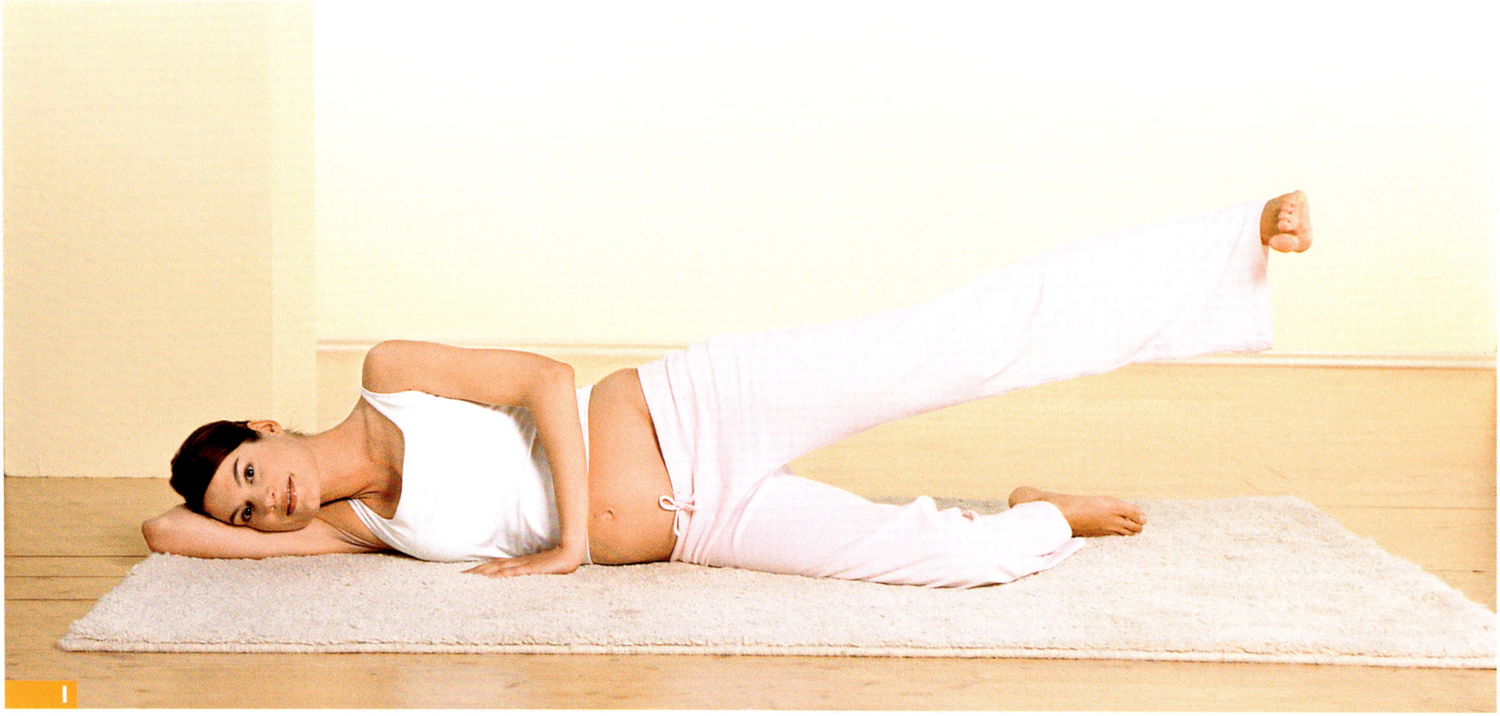

Gegen Wassereinlagerungen in den Händen

Durch Wassereinlagerungen (Ödeme) in den Extremitäten werden die Sehnen eingeengt, was ihre Beweglichkeit in der Sehnenscheide behindert. Zusätzlich werden die Gelenke durch das Hormon Relaxin aufgeweicht. Diese Belastung kann zu einer Entzündung führen.
Die Übungen kräftigen die Unterarme, stabilisieren die Handgelenke und verhindern muskuläre Dysbalancen.
Die Durchblutung wird angeregt und der Rückfluss zum Herzen begünstigt.

Kreisende Lanze

1 Setzen Sie sich in den Schneidersitz oder stellen Sie sich mit hüftbreit geöffneten Beinen hin. Legen Sie Ihre Fingerspitzen auf die Hügel unter Ihren Fingern zu einer offenen Faust. Halten Sie die Arme seitlich ausgestreckt parallel zum Boden. Der Daumen zeigt nach oben. Führen Sie mit den Händen und Armen kreisende Bewegung nach hinten aus. Entspannen Sie anschließend bewusst Arme, Schultern und Nacken.

Daumen drücken

2 Setzen Sie sich in den Schneider- oder Fersensitz oder stellen Sie sich mit hüftbreit geöffneten Beinen hin.
Machen Sie mit Ihren Händen Fäuste, so dass der Daumen in den Fingern liegt. Heben Sie beide Arme seitlich nach oben. Die Ellenbogen sind gestreckt. Die Fäuste beschreiben mit den Handgelenken langsam Kreise. Wechseln Sie die Drehrichtung.

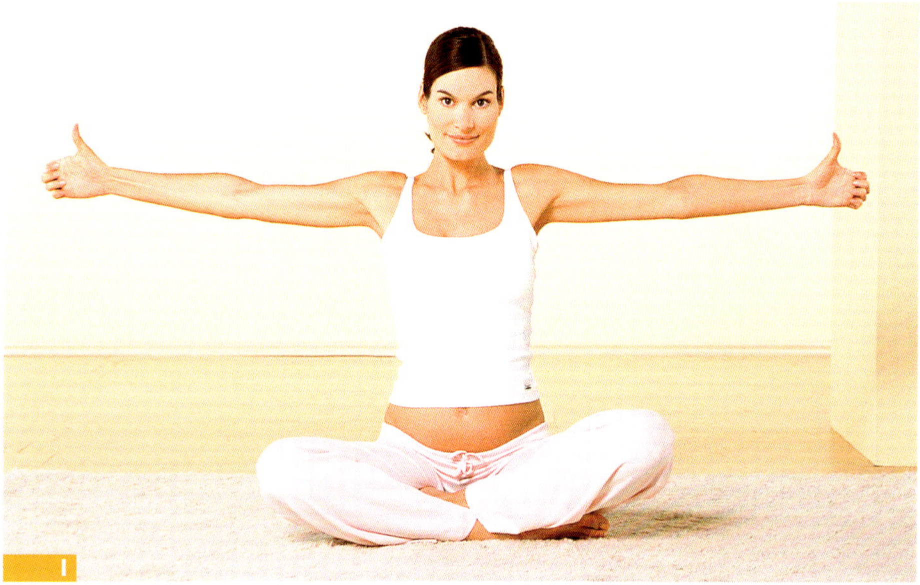

1

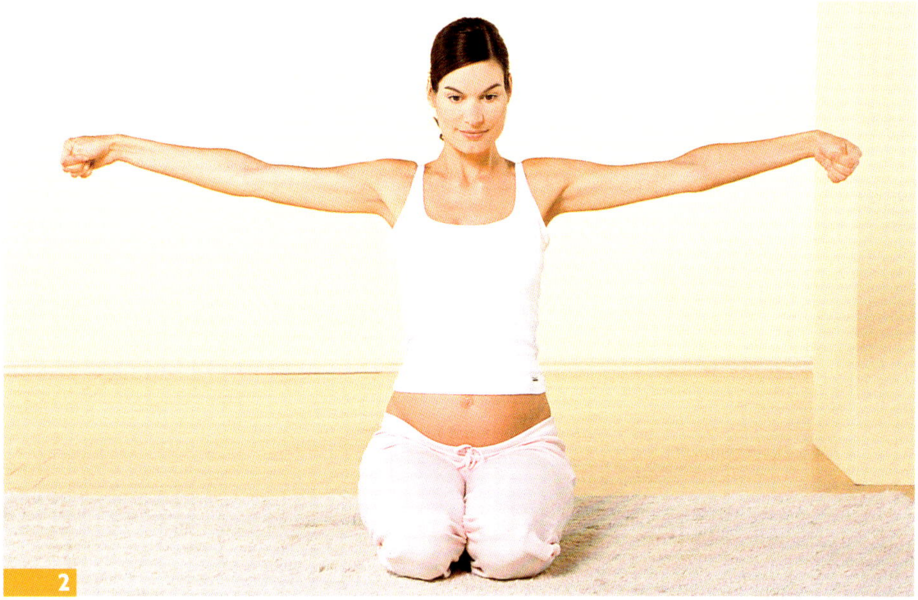

2

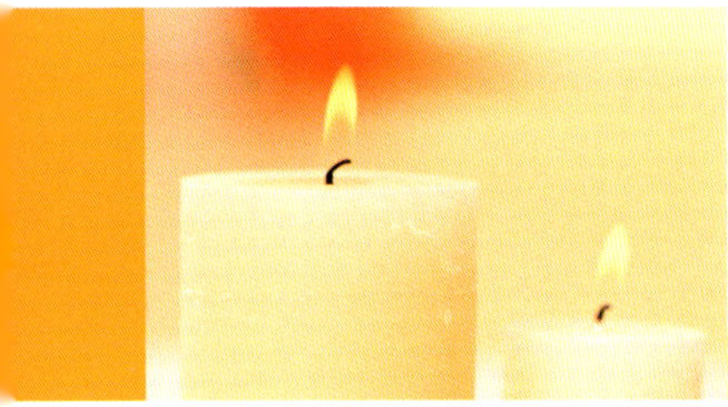

Die Müdigkeit vertreiben

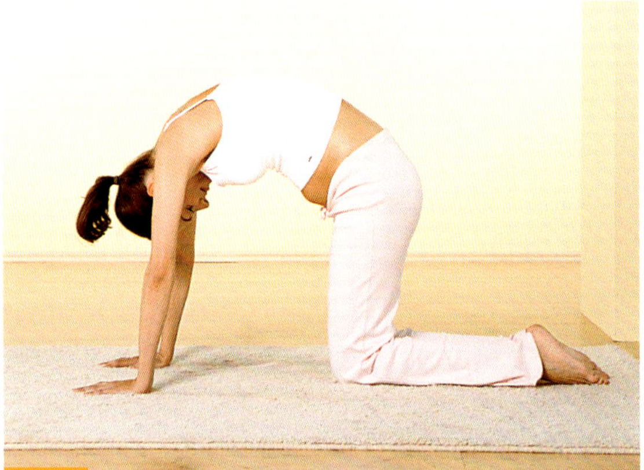

1

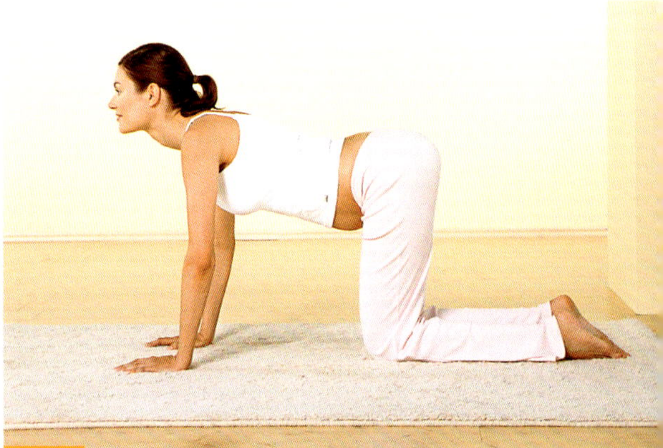

2

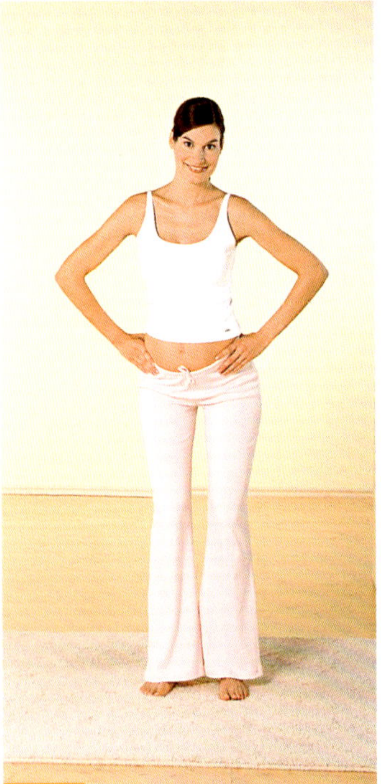

3

Es ist ganz normal, sich während der Schwangerschaft manchmal müde und energielos zu fühlen. Der Körper arbeitet die ganze Zeit auf Hochtouren, neue Entwicklungsschritte des werdenden Kindes benötigen einen extra Energieschub. Diese Energie zieht der Körper aus anderen Regionen ab.

Katze und Kuh

Diese Übung ist während der Schwangerschaft besonders zu empfehlen. Mit ihr trainieren Sie den gesamten Rücken und halten die Wirbelsäule elastisch. Sie fördern die Verdauung, kräftigen die Unterleibsorgane und die Bauchmuskulatur. Das regt den Kreislauf an und beugt Rückenschmerzen vor.

1 Gehen Sie in die Bankstellung (siehe Seite 35). Der Rücken ist gerade. Wölben Sie mit dem Ausatmen den Rücken weit nach oben, das Kinn wird dabei nach unten auf die Brust gedrückt. Ziehen Sie das Gesäß ein, so dass ein runder Katzenbuckel entsteht. Verweilen Sie für einige Atemzüge in dieser Position.

2 Machen Sie mit dem nächsten Ausatmen ein Hohlkreuz, wobei Sie das Gesäß weit nach oben strecken und den Kopf in den Nacken nehmen. Atmen Sie in die Dehnung und wiederholen Sie beide Bewegungen.

Sonnenuhr

Mit dieser Übung aktivieren Sie den Kreislauf und lockern Becken und Wirbelsäule.

3 Stellen Sie sich mit hüftbreit geöffneten Beinen hin. Stützen Sie die Hände in die Hüfte und beschreiben Sie mit dem Becken einen so großen Kreis wie möglich. Wechseln Sie die Drehrichtung.

Sodbrennen vermeiden

Das so genannte »saure Aufstoßen« entsteht durch den Druck der wachsenden Gebärmutter auf den Magen. Überschüssige Säure wird in den Hals gepresst.
Durch das Öffnen des Brust- und Schulterbereiches wird mehr Platz geschaffen. Die Magensäure bleibt im Magen. Der Atem fließt ungehindert durch den Körper. Dadurch werden auch Herz und Lunge besser mit Sauerstoff versorgt.
Die beiden vorgestellten Übungen lassen sich sehr gut in den Alltag integrieren.

Bewegter Seelenöffner

1 Setzen Sie sich in den Schneidersitz oder stellen Sie sich mit hüftbreit geöffneten Beinen hin. Legen Sie die Hände auf die Schultern. Dabei zeigen die Daumen nach hinten und die anderen Finger nach vorn. Ihre Ellenbogen bleiben auf Schulterhöhe.
Atmen Sie ein und bringen Sie die Ellenbogen über den Kopf. Die Ellenbogen und die Schultern ziehen vertikal nach oben. Jetzt ausatmen und die Ellenbogen wieder auf Schulterhöhe bringen. Die Schultern ebenfalls senken. Pro vollständig ausgeführter Bewegung sollten Sie nur eine Sekunde benötigen.

Pressender Seelenöffner

2 Kommen Sie in den Fersensitz (siehe Seite 35). Pressen Sie die Handflächen aneinander und atmen Sie mit der Anspannung aus. Nun lassen Sie die Handflächen wieder locker und atmen dabei ein.

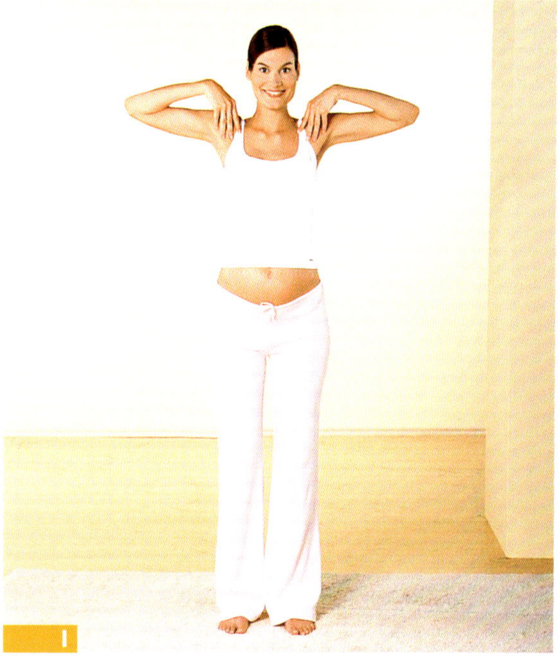

1

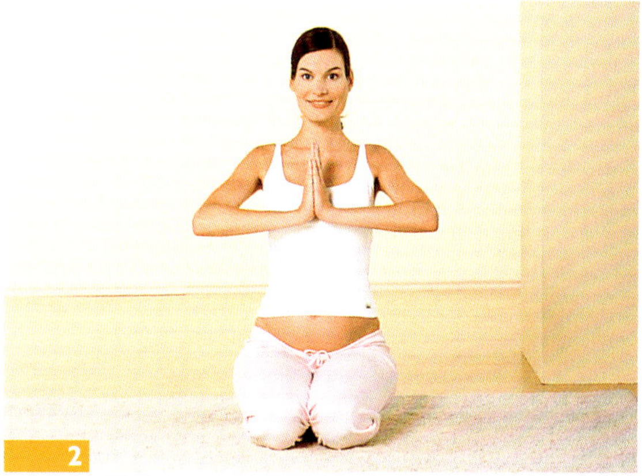

2

Variation

Halten Sie den Druck und lassen Sie den Atem fließen.

Andere Beschwerden lindern

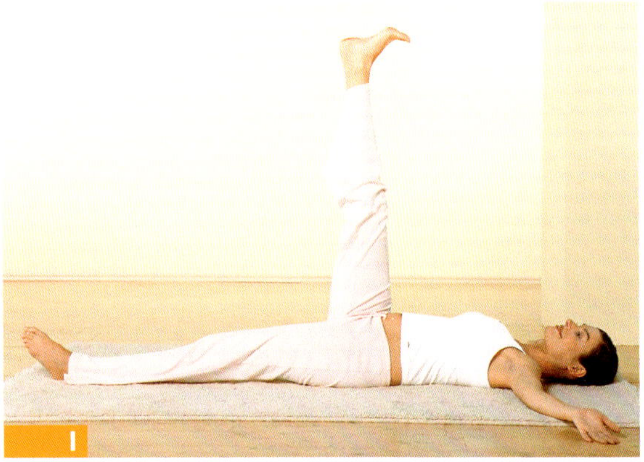

1

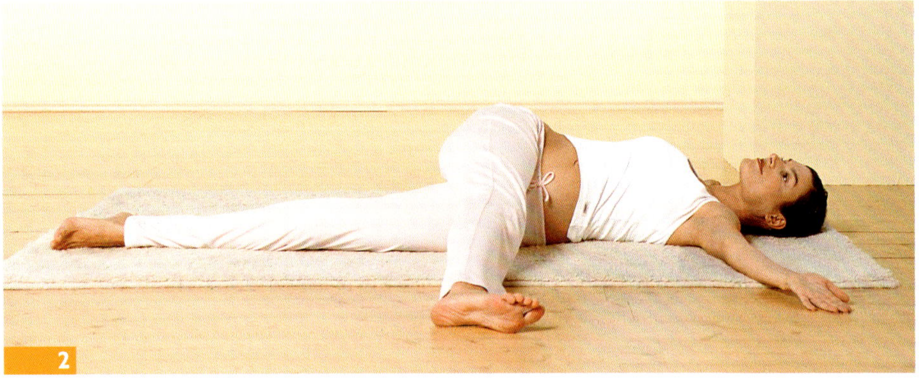

2

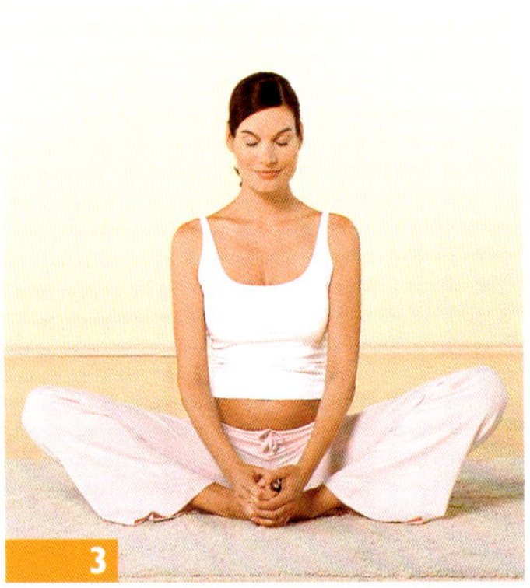

3

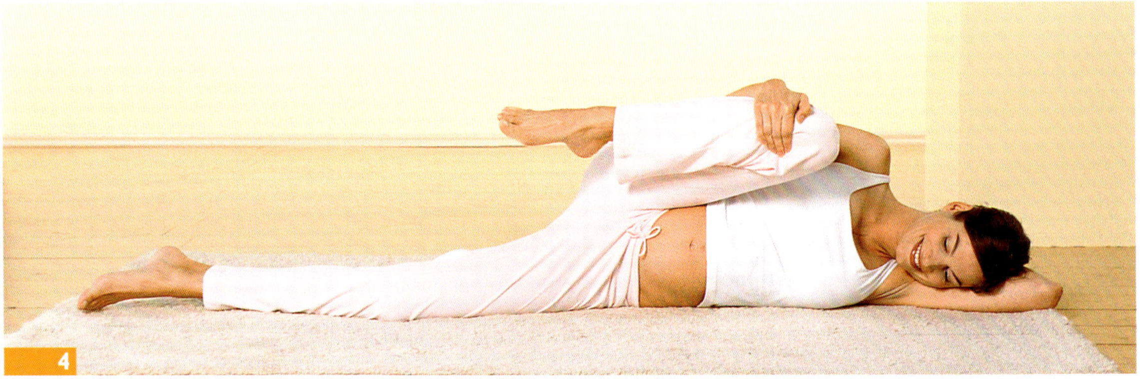

4

Hämorrhoiden

Das Üben regt die Durchblutung an und die Hämorrhoiden können sich in den Körper zurückziehen.

Schere

Die Muskulatur im Gesäß- und Beckenbereich wird aktiviert. Diese Übung stärkt außerdem die Bein-, Bauch- und Rückenmuskulatur. Sie beugt Krampfadern vor und lindert bereits bestehende. Diese Übung hilft auch bei Ischiasschmerzen.

1 Auf dem Rücken liegend breiten Sie die Arme seitlich aus, die Handflächen zeigen nach oben. Schieben Sie die Ferse zum Dehnen heraus. Heben Sie beim Einatmen das rechte Bein.

2 Führen Sie beim Ausatmen das Bein zur linken Seite, bis der Fuß die Unterlage berührt. Halten Sie die Anspannung und wechseln Sie die Seite.

Pumpe

Sie weiten durch die Übung den Geburtskanal, dehnen die gesamte Beckenbodenmuskulatur und machen sie elastisch. Außerdem regen Sie die Nieren- und Blasentätigkeit an, trainieren Fuß-, Knie- und Hüftgelenke. Bei Neigung zu vorzeitigen Wehen sollte diese Übung nicht ausgeführt werden.

3 Setzen Sie sich hin und legen Sie Ihre Fußsohlen aneinander. Halten Sie sich dabei mit den Händen an den Füßen fest. Ziehen Sie die Fersen so weit wie möglich an das Schambein. Strecken Sie Ihre Wirbelsäule. Ziehen Sie nun pumpend den Afterschließmuskel in den Körper.

Blähungen

Durch die einengende Wirkung Ihres Babybauches kann es zur Darmträgheit kommen. Die zu verdauende Nahrung gelangt nicht frei durch den Darm, es sammeln sich Gase an.
Beginnen Sie mit dem rechten Bein, weil das dem Verlauf des Dickdarms entspricht, der rechts aufsteigt und links absteigt.
Bei Neigung zu vorzeitigen Wehen sollte diese Übung nicht ausgeführt werden.

Gaslösende Stellung

Durch das Zusammendrücken der Bauchdecke und die Aktivierung des Zwerchfells wird die Eigenbewegung (Peristaltik) des Darms angeregt.

4 Legen Sie sich auf die rechte Seite. Beim Einatmen beugen Sie das linke Bein und ziehen es etwas seitlich an den Bauch heran. Sie drücken nun mit dem Knie sanft gegen die linke Bauchhälfte und atmen von innen her gegen den Oberschenkel. Führen Sie mehrere

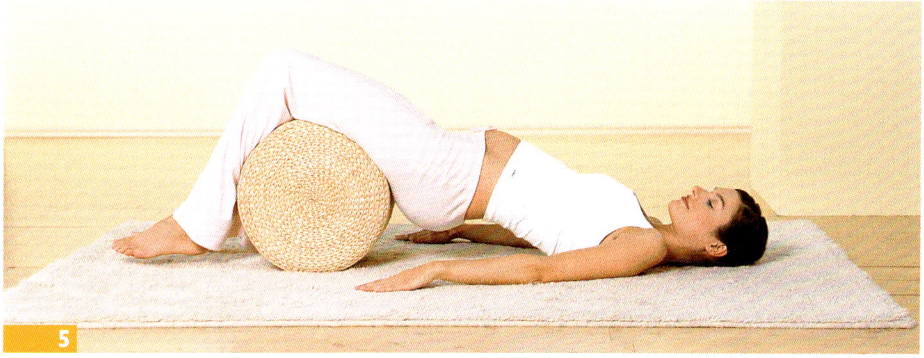
5

Atemzüge in dieser Haltung durch und strecken Sie dann beim Ausatmen das linke Bein. Der Beckenboden ist dabei angespannt. Wechseln Sie die Seite.

Beckenendlage

Zum Ende der Schwangerschaft kann es passieren, dass das Baby eine für die Geburt ungünstige Lage einnimmt. Das ist zum Beispiel die Beckenendlage. Mit verschiedenen Möglichkeiten versucht man, das Kind dazu zu bewegen, sich mit dem Kopf in das Becken zu legen. Bewährt hat sich dabei auch diese Yoga-Übung.

Indische Brücke

Nach kurzer Zeit wird das Baby eventuell versuchen, sich der neuen Situation anzupassen und kommt so automatisch in die richtige Lage für eine Spontanentbindung. Kommen Sie bitte schnellstmöglich aus dieser Position, falls Ihnen unwohl oder schwindelig wird.

5 Legen Sie sich auf den Rücken und stellen Sie beide Beine auf. Heben Sie mit der Einatmung langsam das Becken Wirbel für Wirbel hoch. Stützen Sie Ihren Körper mit einigen Kissen oder einem anderen geeigneten Gegenstand. Bleiben Sie 5 bis 10 Minuten in dieser Position liegen. Beim Ausatmen senken Sie langsam den Rücken wieder auf den Boden ab.

Übungen zur Geburtsvorbereitung

Bewusst entspannen

Die Entstehung eines Menschen ist immer wieder ein Wunder der Evolution und für Sie als Schwangere einzigartig. Oft entsteht der natürliche Wunsch, diese Zeit möglichst intensiv und in einem angenehmen körperlichen und seelischen Zustand zu erleben. Gerade die großen Anforderungen der Schwangerschaft führen die enge Verbundenheit und gegenseitige Beeinflussung von Körper und Psyche ins Bewusstsein.
Es bedarf eines Kennenlernens des eigenen Körpers durch nach innen gerichtete Aufmerksamkeit. Yoga bedeutet eine besondere Form der Geburtsvorbereitung, weil die Frau lernt, sich während der höchsten Anspannung der Gebärmutter mit ihrem restlichen Körper bestmöglich zu entspannen.
Jegliches Leistungsprinzip entfällt, weil Spannung und Entspannung nur individuell und subjektiv wahrgenommen werden können. Das bewusste »Loslassen« wird erlernt, was, verbunden mit der richtigen Atmung, während der gesamten Schwangerschaft – besonders aber bei der Geburt – eine große Hilfe darstellt. Die Atmung ist das Bindeglied zwischen Körper, Geist und Seele. Die permanente Konzentration auf die Atmung gibt Sicherheit und Selbstvertrauen, um mit eventuell auftretenden »Überraschungen« während der Geburt gelassener und mit Vertrauen in die eigenen Kräfte umzugehen.
Man benötigt Selbstdisziplin, um die Atmung zu lenken und ihrer bewusst zu bleiben (Spannung) und gleichzeitig Hingabe, um im rechten Moment dem Atem vertrauensvoll zu folgen (Entspannung). Dieses Zusammenspiel trägt Sie durch die immer wiederkehrenden Wehen.

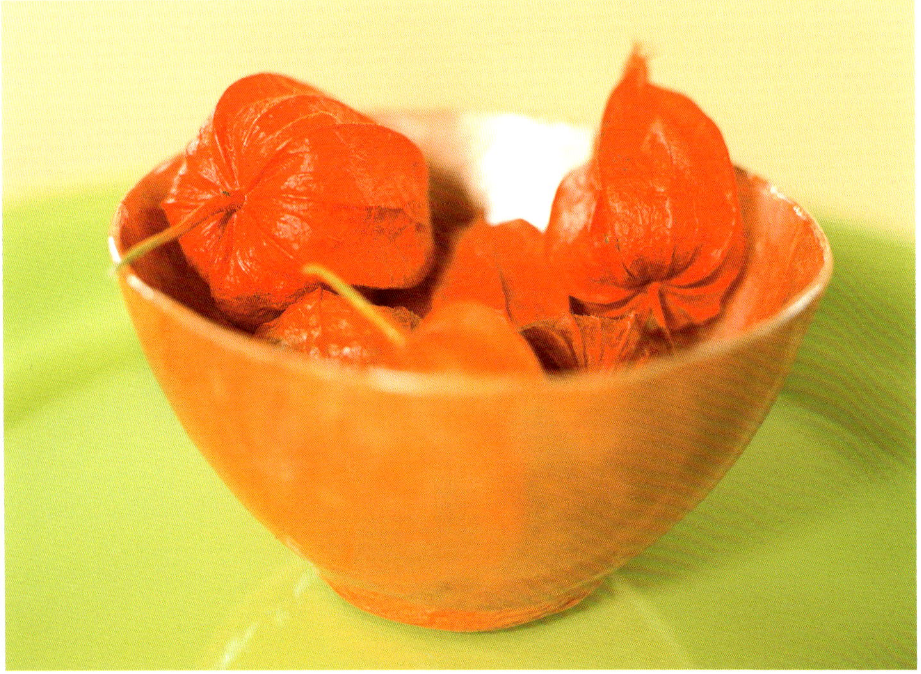

Geburtsvorbereitungskurse geben Ihnen eine theoretische Basis, auf die Sie sich stützen können. Regelmäßiges Yoga trainiert Ihren Körper und verbindet das Erlernte mit der körperlichen und emotionalen Erfahrung.
Eine Vielzahl von Yoga-Übungen können Sie direkt zur Vorbereitung auf die Entbindung nutzen. Sie dienen der Unterstützung des natürlichen Geburtsvorganges, besonders in der Eröffnungsphase.

Für die Geburt dehnen

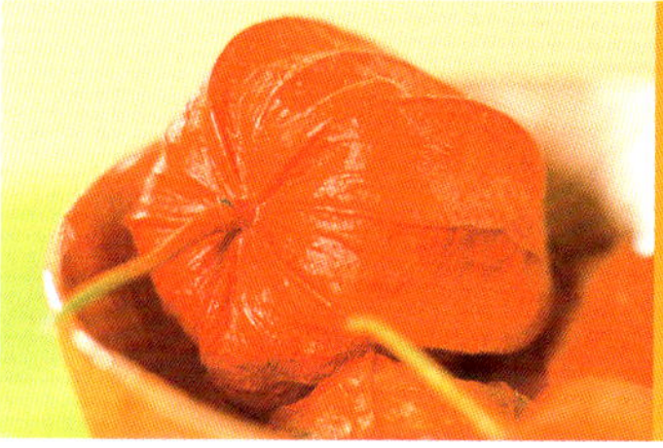

Krähe

Das ist eine ideale Position, sowohl für die Geburt selbst als auch während der Schwangerschaft zum Optimieren der Geburtsarbeit. Durch die Dehnung und Weitung des Beckens und des Beckenbodens kann das Baby besser hindurch treten. Das kann in der Austreibungsphase einen Unterschied von 0,5 bis 1,5 Zentimeter ausmachen.

1 Stellen Sie sich mit schulterbreit geöffneten Beinen hin. Gehen Sie in die Hocke, wobei Ihre Fußsohlen flach auf dem Boden bleiben. Legen Sie Ihre Hände vor dem Herzen aneinander. Klemmen Sie Ihre Ellenbogen zwischen die Knie. (Bei Knieproblemen sollten Sie das Gesäß höher als die Knie halten, so als säßen Sie auf einem Stuhl.) Halten Sie den Rücken so gerade wie möglich. Entspannen Sie die Schultern und heben Sie das Brustbein. Das Gesicht zeigt nach vorn.
Atmen Sie tief in den Beckenboden hinein. Im Wechsel spannen Sie nun den Beckenboden an und entspannen ihn wieder.
Zur Verstärkung der Übung können Sie mit der Ausatmung die Knie mit Hilfe der Ellenbogen weiter auseinander führen.

Achtung

Wenn Sie unter Symphysenschmerzen, einer Muttermundsöffnung vor der 38. Woche oder vorzeitigen Wehen leiden, vermeiden Sie diese Übung. Eine Alternative sind Sufikreise (siehe Seite 26).

TIPP

Lehnen Sie sich gegen eine Wand, wenn Sie Schwierigkeiten bei dieser Übung haben. Es kann auch helfen, wenn Sie ein Kissen oder eine zusammengelegte Decke unter die Fersen und/oder unter den Po legen.

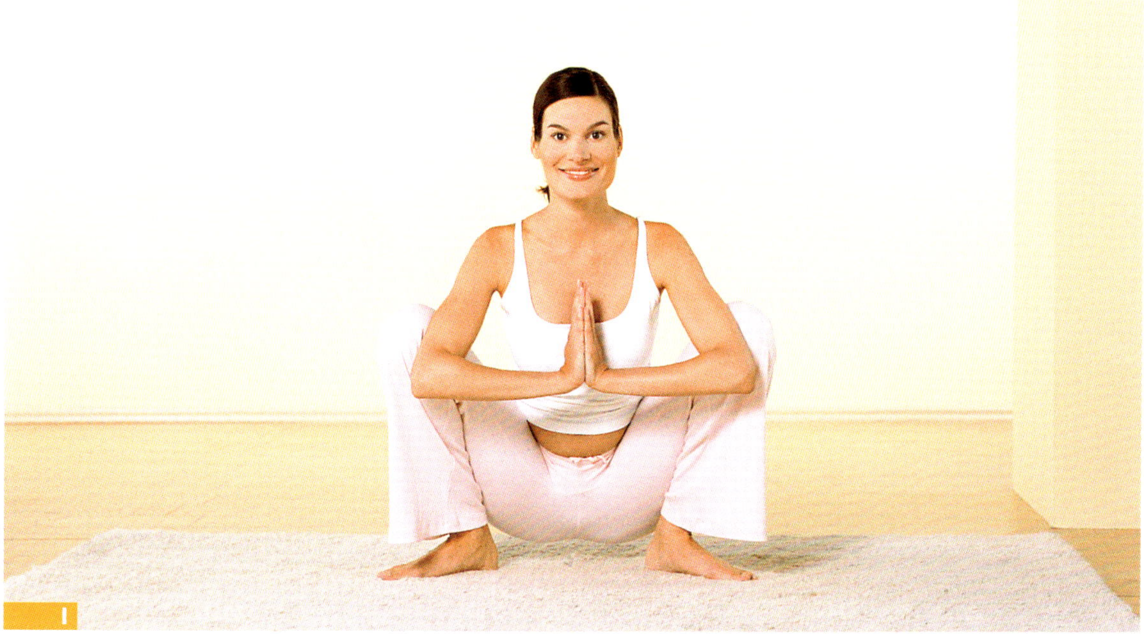

1

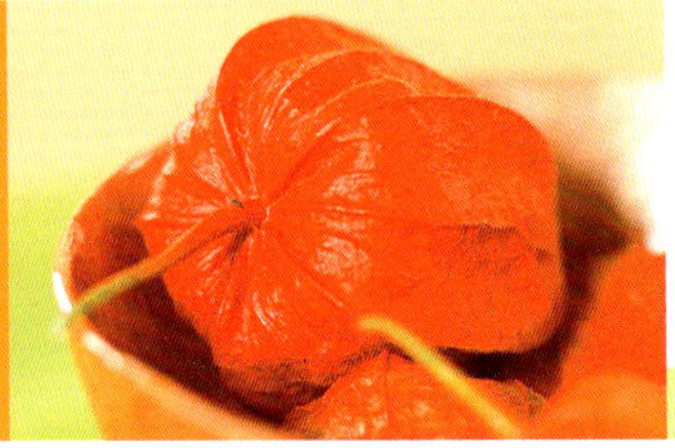

Sich entspannen

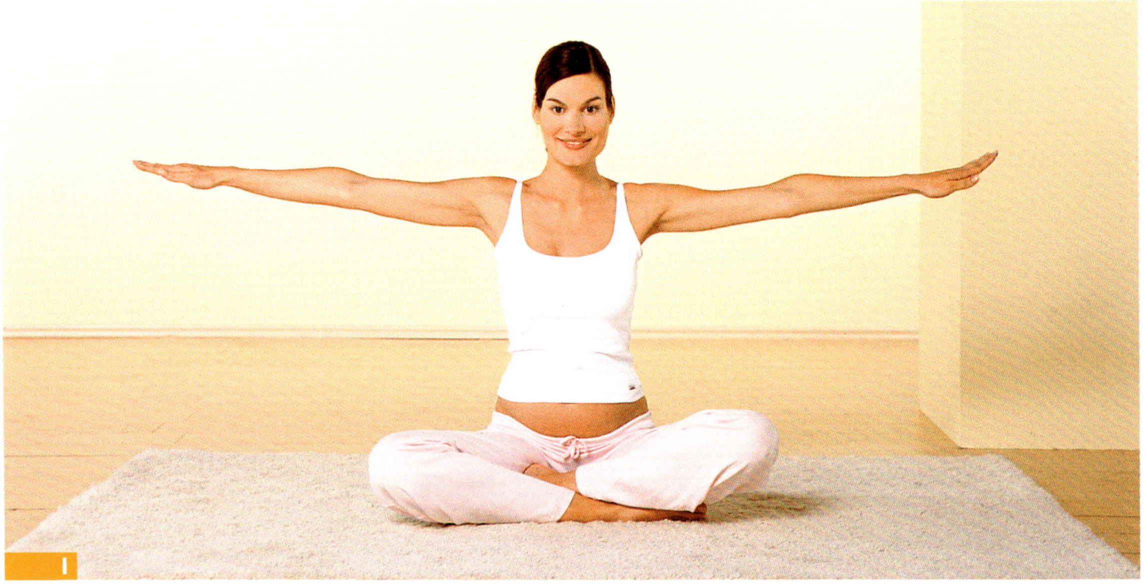

1

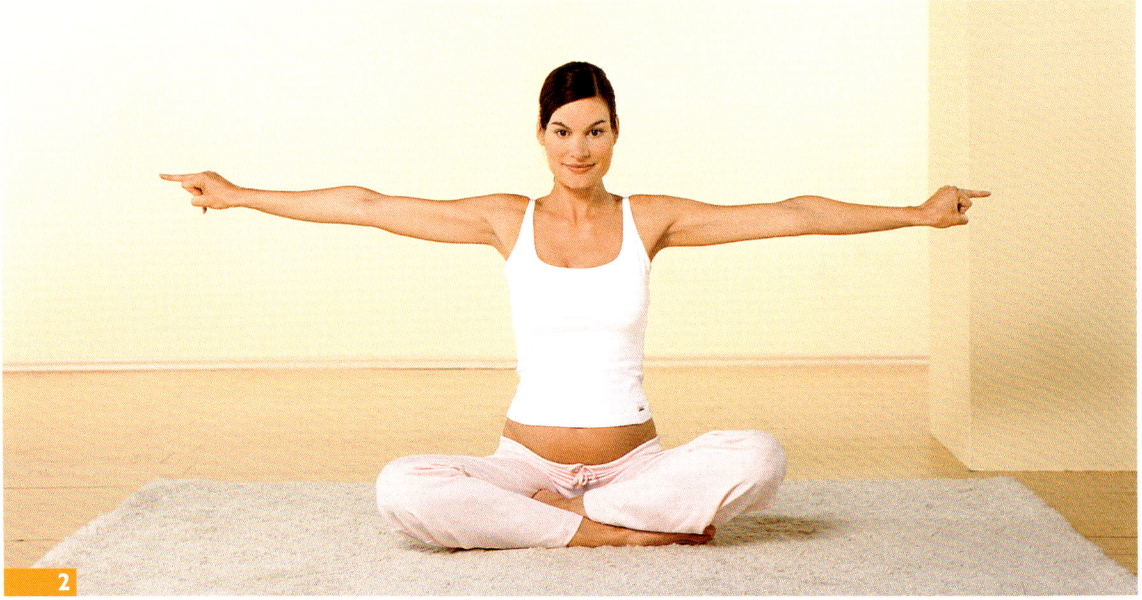

2

Statue

Diese Übung trainiert das Durchhaltevermögen in einer anstrengenden Phase. Sie kommen mit Ihren Grenzen in Kontakt und können sich auf die Herausforderung der Geburt vorbereiten. Nutzen Sie Ihre mentale Kraft, um über die körperliche Anstrengung hinauszuwachsen. Sie können die Übung bis zu 11 Minuten lang ausführen.

1 Setzen Sie sich in den Schneidersitz. Strecken Sie Ihre Arme parallel zur Seite aus. Die Handinnenflächen zeigen dabei nach unten. Ziehen Sie die Fingerspitzen nach außen, damit sich die Schultern senken. Atmen Sie durch die Nase ein und durch den Mund aus (Geburtsatmung).

Variation 1

Zur Erleichterung tönen Sie (AOUM) oder singen während der Übung.

Variation 2

2 Um besser durchhalten zu können, strecken Sie die Mittelfinger aus und beschreiben nach hinten kleine Kreise. Die Schultern bleiben unten und sind beim Üben entspannt.

Wenn es Ihnen zu anstrengend wird, üben Sie im Stehen oder beim Gehen weiter.

Fernweh

Durch die Konzentration Ihrer Augen auf einen Punkt sollen Sie alles andere loslassen und damit ausblenden. Ihre Gedanken, Gefühle und Wahrnehmungen sollen pausieren.

3 Setzen Sie sich in den Schneidersitz. Falten Sie Ihre Hände im Venusschloss (siehe Seite 35), strecken Sie die Zeigefinger und heben Sie die Arme parallel zum Boden vor dem Körper. Blicken Sie auf die Fingerspitzen und den Horizont. Fokussieren Sie sich auf (unendliches) Loslassen. Atmen Sie durch die Nase ein und durch den Mund aus (Geburtsatmung).
Wie bei der Meditation können Sie ein Mantra zur Hilfe nehmen. Versuchen Sie Ihre Gedanken zum Stillstand zu bringen.
Wenn Sie Schwierigkeiten beim Sitzen haben, dann legen Sie sich ein oder mehrere Kissen unter das Gesäß und die Knie.

TIPP

Lächeln Sie, wenn die Übung anstrengend wird.

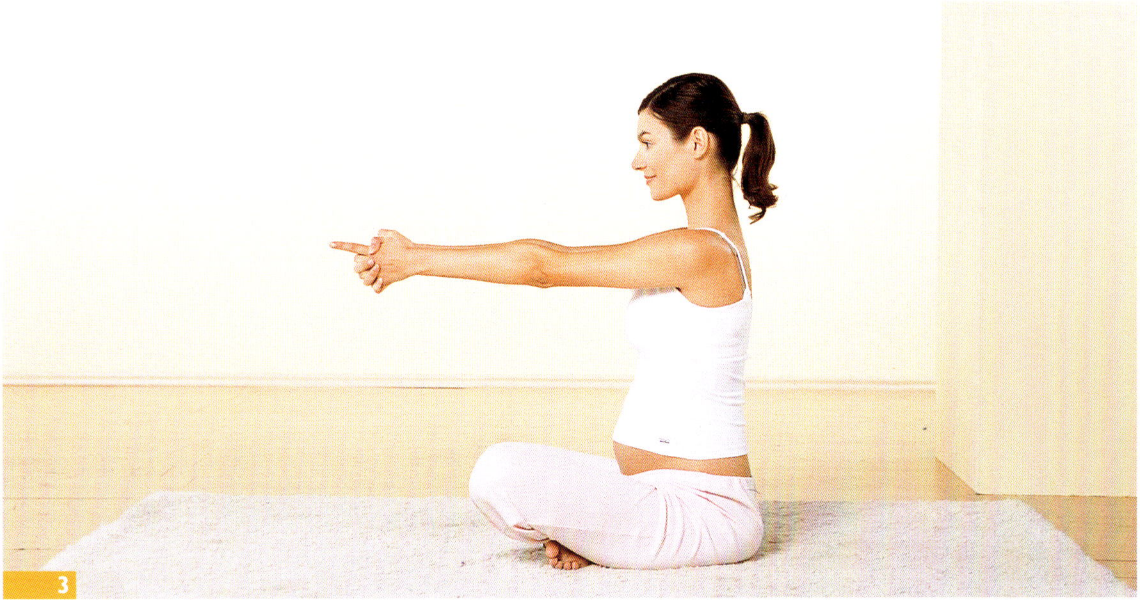

3

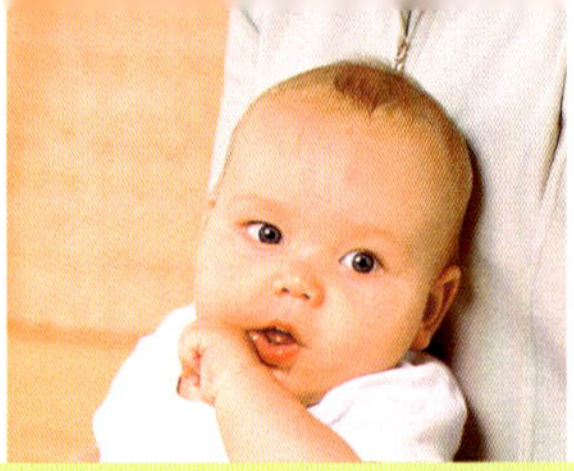

Das vierte Drittel

Altes Dasein neu sortiert

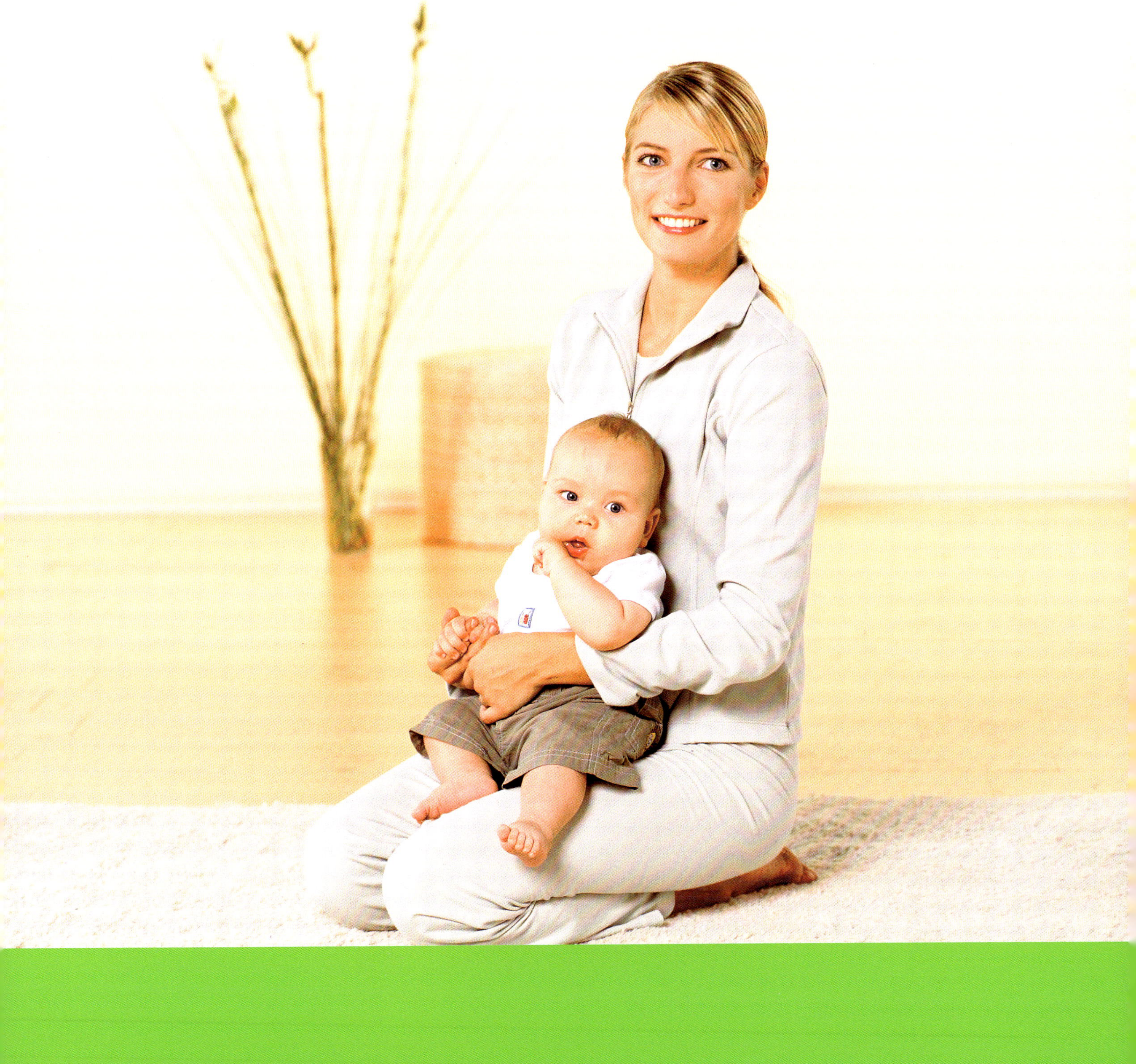

Die ersten zehn Tage nach der Geburt

Das Baby ist da!

Sie haben es geschafft! Sie haben Ihr Bestes gegeben und Ihr Kind ist auf der Welt. So verschieden wie die Menschen sind, so unterschiedlich sind die Wege, die sie wählen, um der neuen Situation gerecht zu werden.
Schon ab den ersten Stunden nach der Geburt kann der Kreislauf durch gezielte Yoga-Übungen aktiviert werden. Die sofort einsetzende natürliche Verkleinerung der Gebärmutter wird gefördert und sie nimmt ihre ursprüngliche Lage zügiger wieder ein.

Damm

Direkt nach der Geburt ist der Damm häufig wie betäubt, erst mit der Zeit kehrt das Gefühl zurück. Der gesamte Bereich ist angeschwollen und die gewohnte Festigkeit des Beckenbodens fehlt.

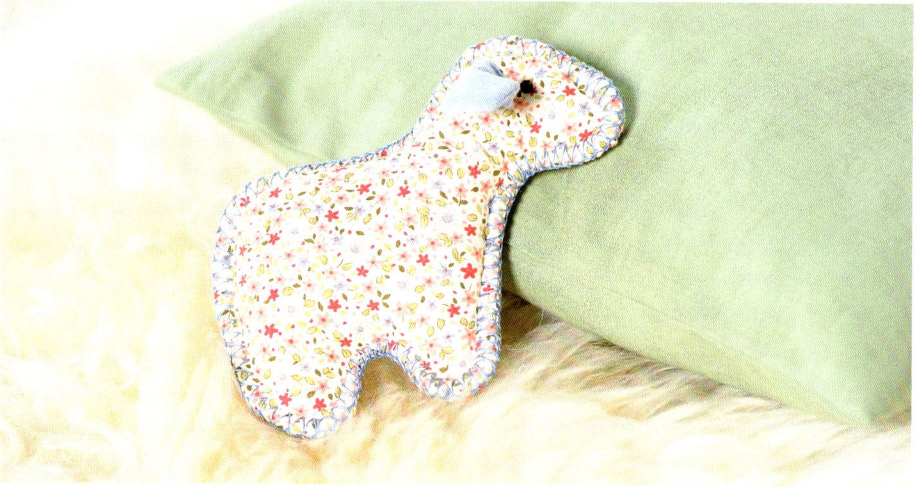

Kaiserschnitt

Vielleicht sind Sie enttäuscht, dass Sie aufgrund eines Kaiserschnittes die geburtsvorbereitenden Yoga-Übungen nicht oder nur bedingt einsetzen konnten. Doch das Training hatte trotzdem seinen Sinn: Es hat den Körper bei den Belastungen der Schwangerschaft unterstützt und kompensiert nun die Operation besser.

Stillen

Eine besondere Komponente bei der Regenerierung der Gebärmutter ist das Stillen. Das Hormon Oxitocin wird ausgeschüttet, wenn das Baby an der Brust saugt. Das bewirkt nicht nur, dass die Milch fließt und die Frau in den so genannten Stillnebel eingehüllt wird, der sie vor Stress schützt und ihre Rundungen betont, sondern regt auch die Nachwehen an, die wiederum die innere Rückbildung auslösen.

Babyblues

Der Babyblues ist nicht nur psychisch bedingt. Vielmehr hat er einen klaren medizinischen Hintergrund. Er äußert sich meist um den dritten Tag nach der Entbindung. Die Ursachen sind hauptsächlich der rapide Hormonabfall (zum Teil um das Fünfzigfache). Einher geht der Babyblues mit dem Milcheinschuss, dem Nachlassen der ersten Euphorie, der noch bestehenden Schwäche der Frau und dem Bewusstsein für eine kommende Umstellung. Wenn sich die Traurigkeit nicht nach einigen Tagen wieder gibt, sollten Sie sich ärztlich untersuchen lassen.

Entspannung bei Nachwehen

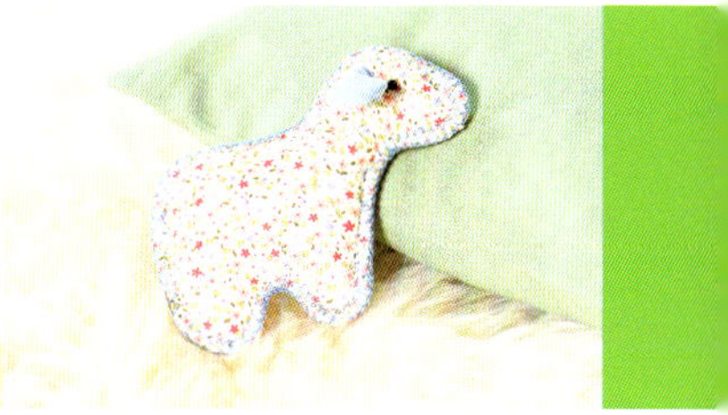

Direkt nach der Geburt beginnt der Körper die Rückbildung. Innerhalb der ersten 4 bis 6 Wochen geht das Gewicht der Gebärmutter (und damit auch ihr Volumen) von 1000 Gramm auf 50 Gramm zurück. Das spüren Sie in Form von Nachwehen, die in den ersten 12 Stunden nach der Geburt auftreten und bis zu 5 Tage danach wiederkehren können. Einige Frauen spüren diese Kontraktionen kaum, für andere stellen sie starke Schmerzen dar. Das ist individuell verschieden und verlängert und verstärkt sich von Kind zu Kind.
Kalte Leibwickel oder eine kalte auf den Bauch gelegte Wärmflasche fördern die Rückbildung und verhindern eine Muskelerschlaffung der Bauchwände, ein zu langes Nachbluten oder einen Sekretstau. (Der restliche Körper muss warm bleiben und man darf nicht frieren.)

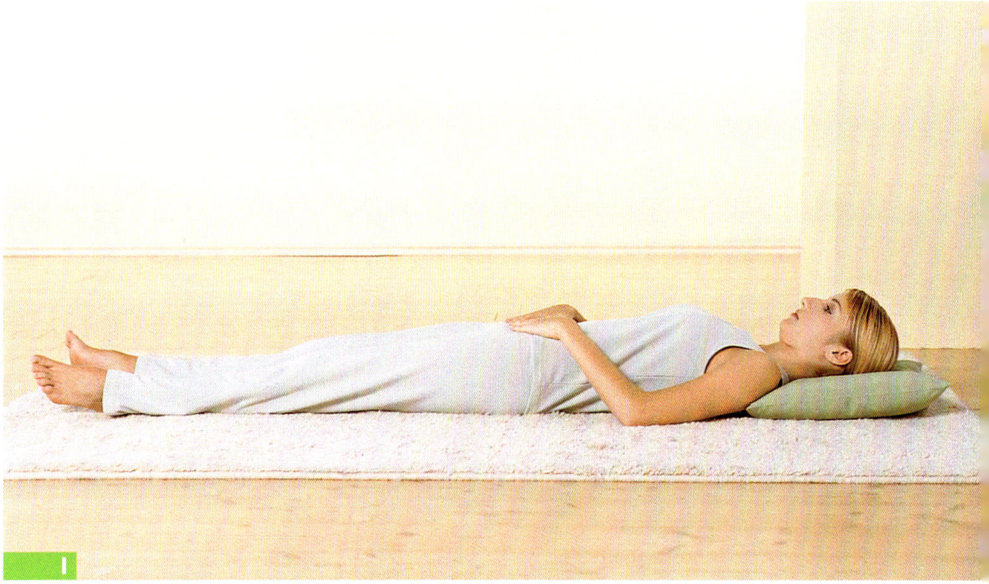

1

Buch

1 Legen Sie sich entspannt hin und legen Sie die Hände auf den Bauch. Atmen Sie auch bei den Nachwehen, wie Sie es für die Geburtswehen gelernt haben. Den Atem tief im Bauch spüren, tief und ruhig atmen, sich völlig entspannen und loslassen.

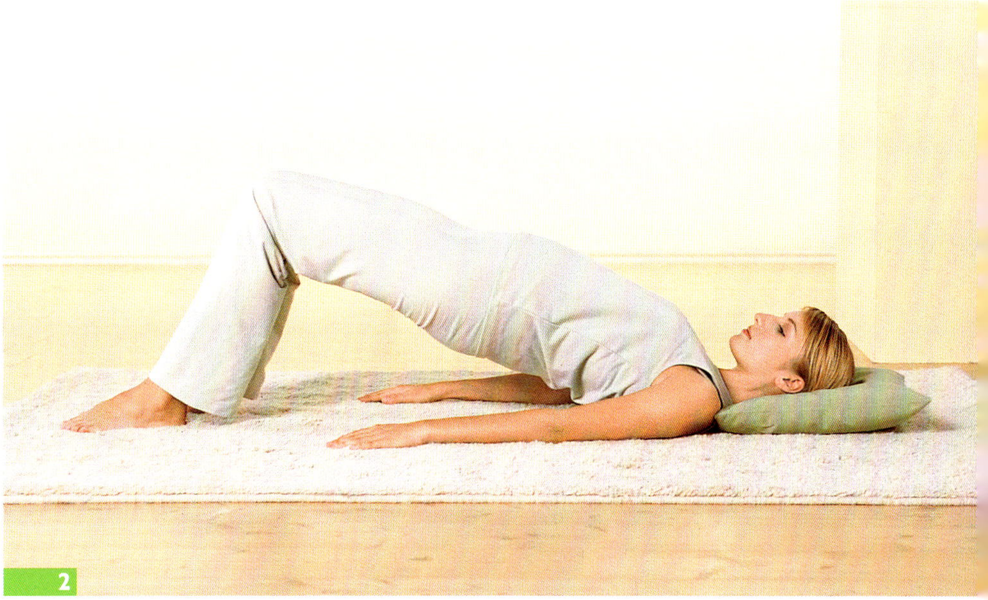

2

Welle

2 Legen Sie sich auf den Rücken und stellen Sie Ihre Beine an. Dann heben und senken Sie sanft das Becken.

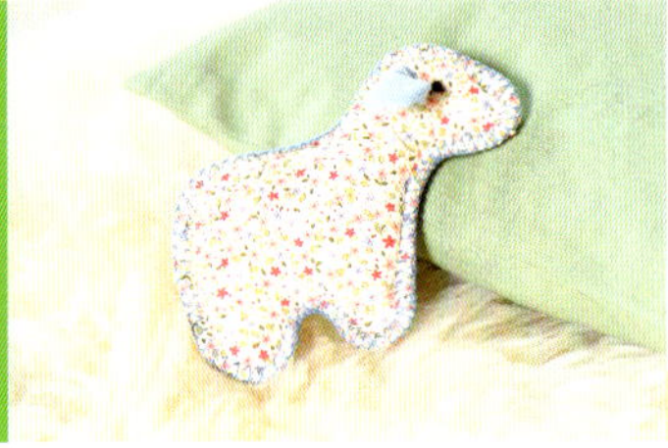

Übungen für den Beckenboden

Nach der Geburt muss jede Frau zunächst die überdehnten Muskelfasern des Beckenbodens heilen lassen, bis sie schmerzfrei mit den ersten Körperübungen beginnen kann. Konzentrieren Sie sich jetzt mit aktiven Übungen auf Ihren Beckenboden, denn er ist im Moment der schwächste Teil Ihres Körpers. Achten Sie dabei auch auf Ihre Atmung. Das so genannte paradoxe Atmen, das ausschließliche Atmen in den Brustkorb, lässt Ihre Beckenbodenmuskulatur verkümmern.

Schwamm

1 Legen Sie sich auf den Rücken und stellen Sie die Beine auf. Die Füße und Knie berühren einander. Die Arme liegen neben dem Körper oder werden seitlich ausgestreckt. Atmen Sie ein, Ihr Bauch wölbt sich dabei nach außen. Wenn Sie jetzt ausatmen, spannen Sie Ihren Beckenboden fest an und ziehen Ihren Bauch ein. Die Lendenwirbelsäule drückt sich an den Boden.

Vierviertel Takt

Legen Sie sich auf den Rücken und stellen Sie Ihre Beine hüftbreit geöffnet auf. Atmen Sie tief ein und in 4 Teilen wieder aus, wobei Sie den Beckenboden und den Nabelpunkt (2 bis 3 Fingerbreit unterhalb des Nabels) anspannen und rhythmisch mit einziehen. Entspannen Sie wieder bei der Ausatmung.

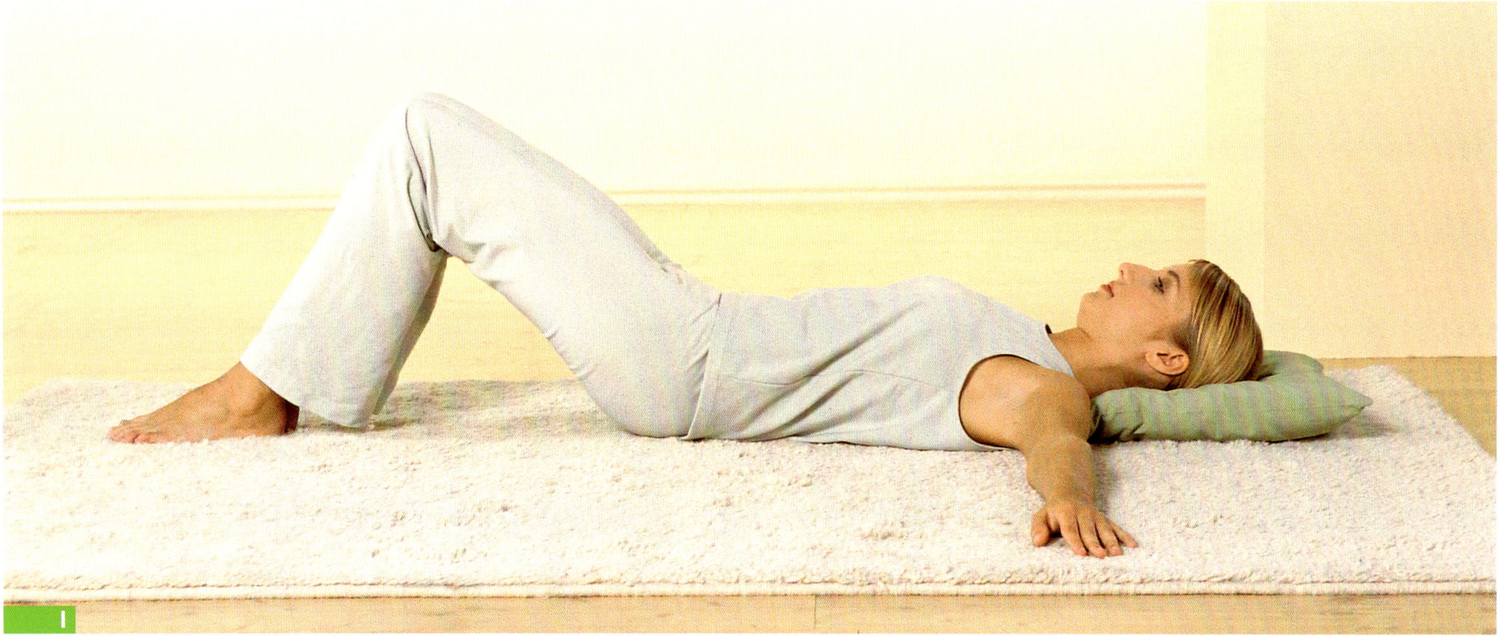

1

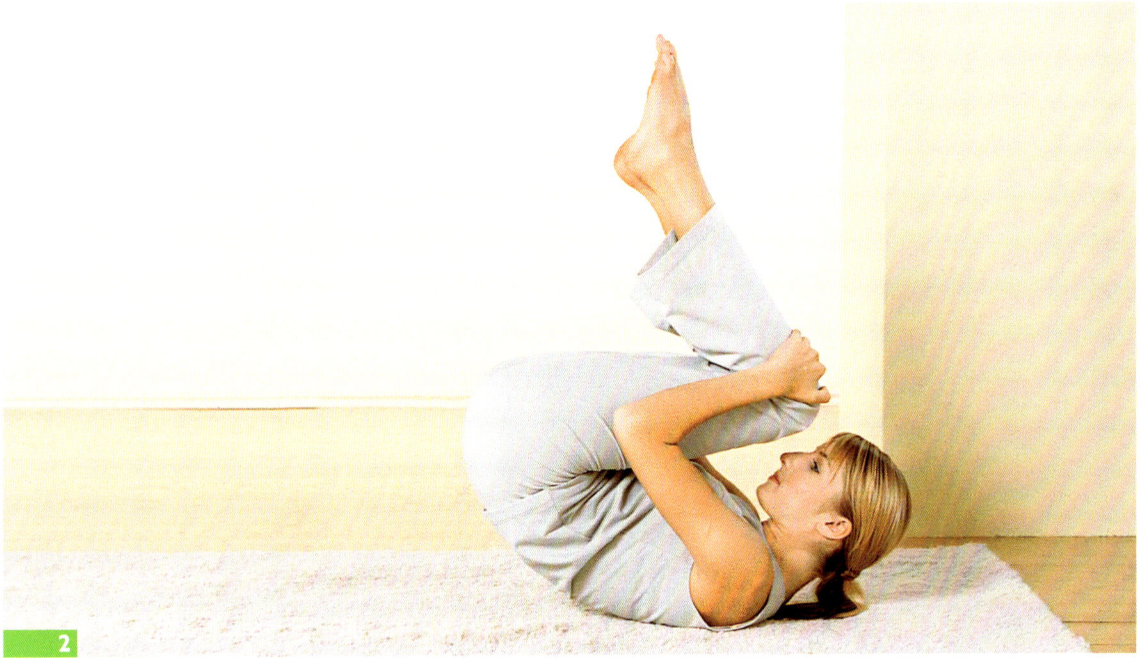

Schaukel

2 Sie liegen auf dem Rücken und ziehen Ihre Knie zum Körper. Bringen Sie die Nase zwischen Ihre Knie.

3 Spannen Sie Ihren Beckenboden fest an. Rollen Sie auf Ihrer Wirbelsäule auf und ab. Achtung: Kommen Sie dabei nicht auf die Halswirbelsäule!

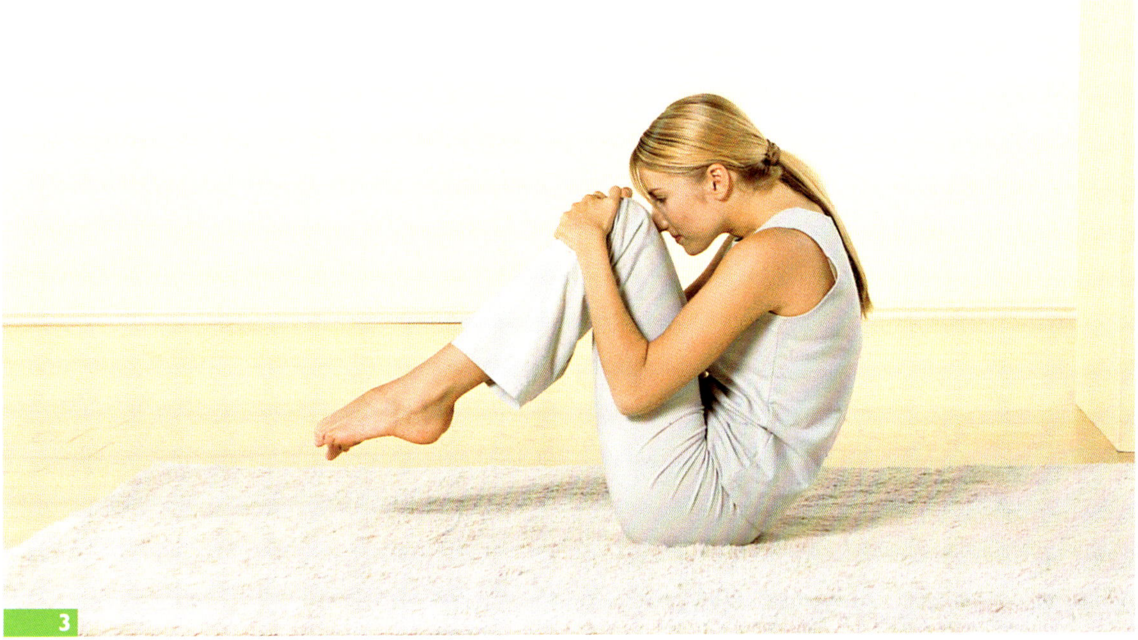

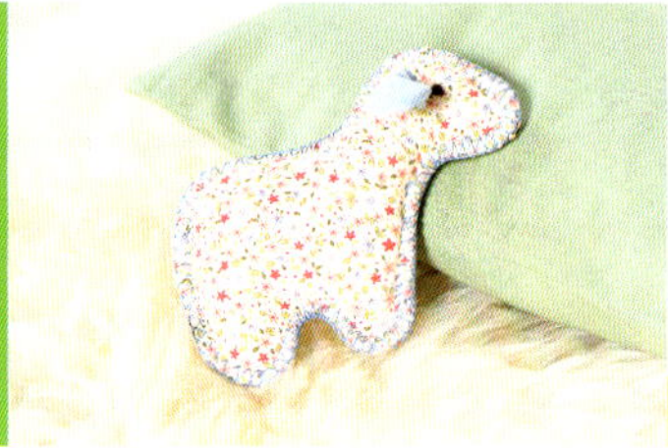

Verspannungen beseitigen

Während der Geburt kann es zu Verspannungen in allen Körperregionen kommen: im Nacken, in den Schultern, in den Beinen, im Becken oder im Rücken. Nach zwei bis drei Tagen erreichen sie ihren Höhepunkt und klingen dann langsam ab. Übrigens: Auch die Männer spannen oft über längere Zeit Muskeln stark an, die sich dann nach der Geburt schmerzhaft melden. Jetzt ist der ideale Zeitpunkt gemeinsam Yoga-Übungen auszuführen. Diese Gemeinsamkeit stärkt zugleich Ihre Partnerschaft.

Tempel

1 Sie können am Tag nach der Geburt damit anfangen, wenn Sie wollen. Es kann aber auch einige Tage dauern, bis Sie Lust dazu verspüren. Jede Frau hat dabei ihr eigenes Tempo. Beginnen Sie mit dem Räkeln, entweder im Liegen oder im Stehen. Spüren Sie dabei Ihren Beckenboden.

Pfötchen

2 Setzen Sie sich auf einen Stuhl bzw. Hocker oder auf den Boden in den Schneidersitz. Führen Sie nacheinander folgende Bewegungen für je eine Minute aus. Halten Sie die Hände in Pfötchenhaltung vor dem Körper. Atmen Sie ein. Lassen Sie Ihre Schultern kreisen. Atmen Sie dabei aus. Vollenden Sie den Kreis und wechseln Sie dann die Richtung.

Variation 1

3 Atmen Sie ein: Heben Sie die rechte Schulter und ziehen Sie die linke Schulter nach unten. Beim Ausatmen heben Sie Ihre linke Schulter und ziehen die rechte nach unten.

Variation 2

Atmen Sie ein und heben Sie beide Schultern. Beim Senken der Schultern atmen Sie aus.

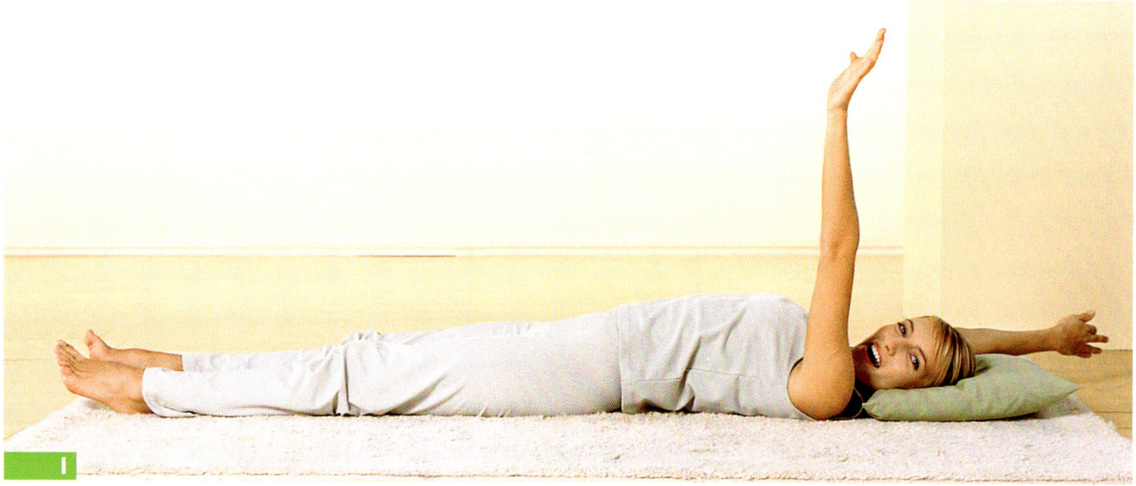

1

Windrad

4 Legen Sie die Hände auf die Schultern. Beschreiben Sie mit Ihren Ellenbogen große Kreise. Wechseln Sie die Richtung.

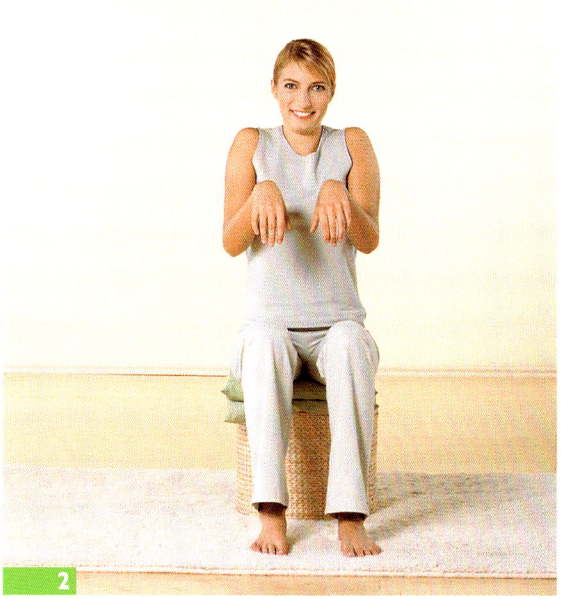

2

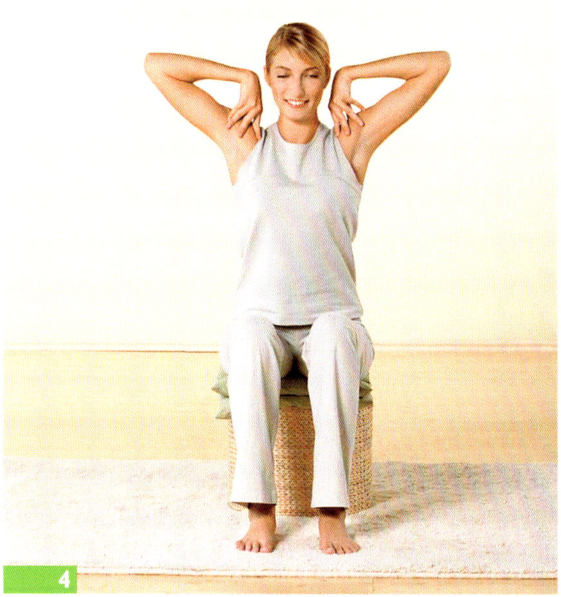

4

Kreisende Kugel

5 Legen Sie Ihre Hände auf die Knie. Rollen Sie Ihren Kopf langsam über Schultern, Nacken und Brust. Atmen Sie ein, wenn Sie nach hinten kommen und aus, wenn Sie nach vorn kommen. Das Gesicht und die Schultern sind entspannt. Wechseln Sie die Richtung.

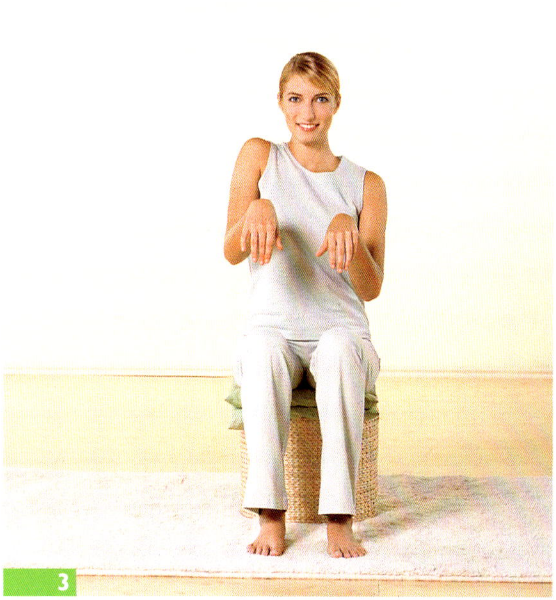

3

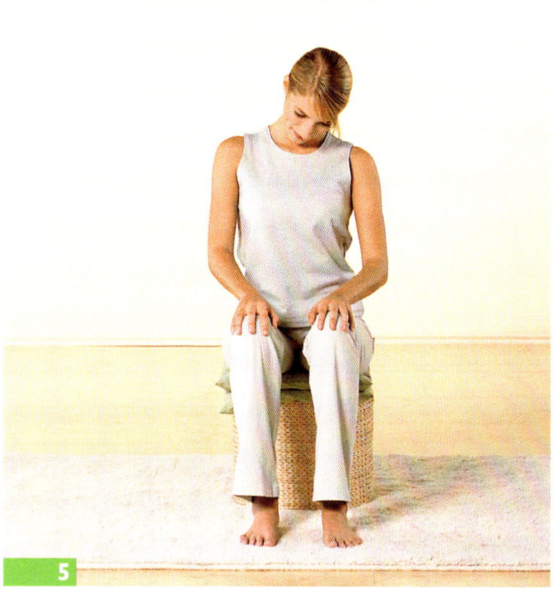

5

Zehn bis 40 Tage nach der Geburt

Entspannen und Kräfte sammeln

Diese Zeit soll sowohl Ihrer Erholung als auch Ihrer Kräftigung dienen. Yoga bietet Ihnen beides in perfekter Harmonie.
Nehmen Sie jetzt oft Haltungen ein, die auf die Unterleibsorgane sowie Bauch- und Rückenmuskeln stabilisierend wirken. Auch wenn Sie dabei nicht unbedingt eine Übung ausführen. Legen Sie sich zum Beispiel beim Spielen mit Ihrem Baby auf den Bauch, stützen Sie sich auf den Unterarmen ab oder stehen Sie im Vierfüßlerstand über Ihrem Kind. Das ist für die Rückbildung besonders effektiv. Legen Sie sich zur Entspannung auf den Bauch und schieben Sie ein Kissen oder eine Decke, die zu einer festen Rolle zusammengelegt ist, unter den Bauch. Lagern Sie den Kopf und die Arme auf einem oder mehreren Kissen, dadurch wird die Brust vor Druck geschützt. Entspannungstechniken, die Sie bereits beim Schwangeren-Yoga gelernt haben, ermöglichen es Ihnen jetzt, fehlenden Schlaf zu kompensieren und sich auf das Leben mit dem Baby einzustellen.

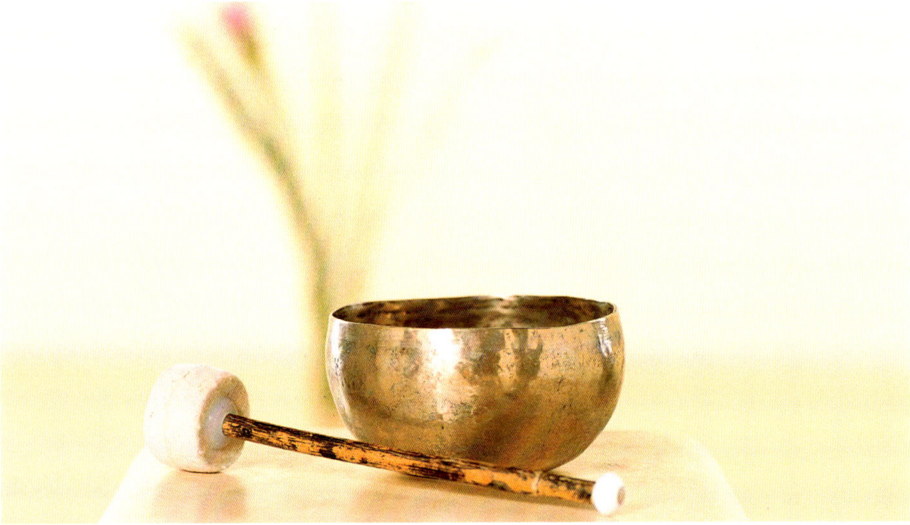

Bauchmuskeln

Die Bauchmuskeln, die gegen Ende der Schwangerschaft stark gedehnt und womöglich für die Geburt durchtrennt wurden (Kaiserschnitt), müssen sich zusammenziehen und heilen. Um die Bauchmuskeln bei der Kräftigung der unteren Rückenmuskeln zu schonen, sollten Sie Yoga-Übungen in abgestützten Positionen ausführen und dabei tief ein- und ausatmen. Vermeiden Sie außerdem in den ersten Wochen nach der Geburt das gleichzeitige Heben beider Beine. Richten Sie sich aus der Rückenlage unbedingt über die Seite auf. Die durch Schwangerschaft und Geburt gedehnten Bauchmuskeln sind in dieser Zeit nicht kräftig.

Depression

Manchmal stellt sich nach zwei bis drei Wochen eine traurige Phase ein. Stellt das Leben mit dem Baby andere Anforderungen an Sie, als Sie vorher gedacht haben? Haben Sie den Mut, vor der Geburt entstandene Pläne zu verändern. Die neue Situation erfordert inneres Gleichgewicht und Stärke, die man durch Yoga und Meditation erlangen kann.
Suchen Sie jedoch einen Arzt auf, wenn die depressiven Stimmungen Sie stark belasten!

Den Körper mobilisieren

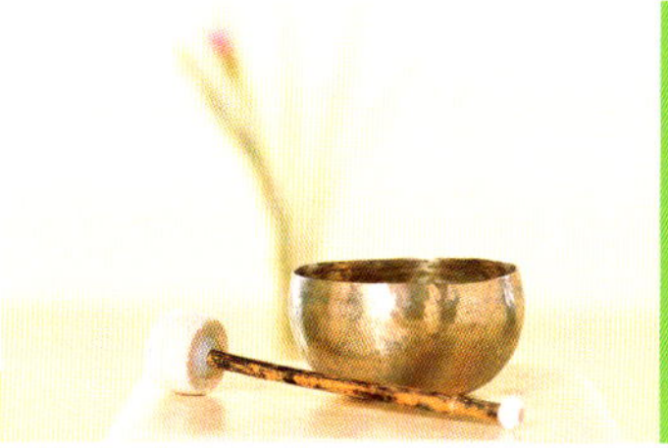

Eine Abfolge sanfter Yoga-Positionen hilft Ihnen eine Überanstrengung durch zu frühes oder zu intensives Üben zu vermeiden. Ganz selten kommt es vor, dass der Körper einer jungen Mutter sich so schnell von den Strapazen der Schwangerschaft und Geburt erholt hat, dass sie jetzt schon ohne bleibende Schäden alle nur erdenklichen Positionen und Übungen ausführen kann. Für alle anderen gilt: Weniger ist manchmal mehr! Finden Sie Ihr eigenes Maß. Fordern Sie Ihren Körper, aber überfordern Sie ihn nicht. Spreizübungen wie »Hocke«, »Beinspreizen« oder »Spagat« sollten Sie erst frühestens nach etwa sechs Wochen wieder einnehmen. Vermeiden Sie Dehnungen der Beckenbodenmuskulatur. Fragen Sie im Zweifelsfall immer Ihre Gynäkologin oder Ihre Hebamme!

Hügel

1 Sie liegen auf dem Bauch. Rollen Sie ein großes Handtuch und legen Sie es zwischen Schambein und Rippenbogen unter Ihre Gebärmutter. Die Hände finden sich unter der Stirn. Legen Sie den linken Fuß über den rechten. Drücken Sie nun die Außenkanten der Füße fest aneinander und atmen Sie aus. Halten Sie die Spannung für 5 bis 10 Sekunden. Wechseln Sie die Position der Beine.

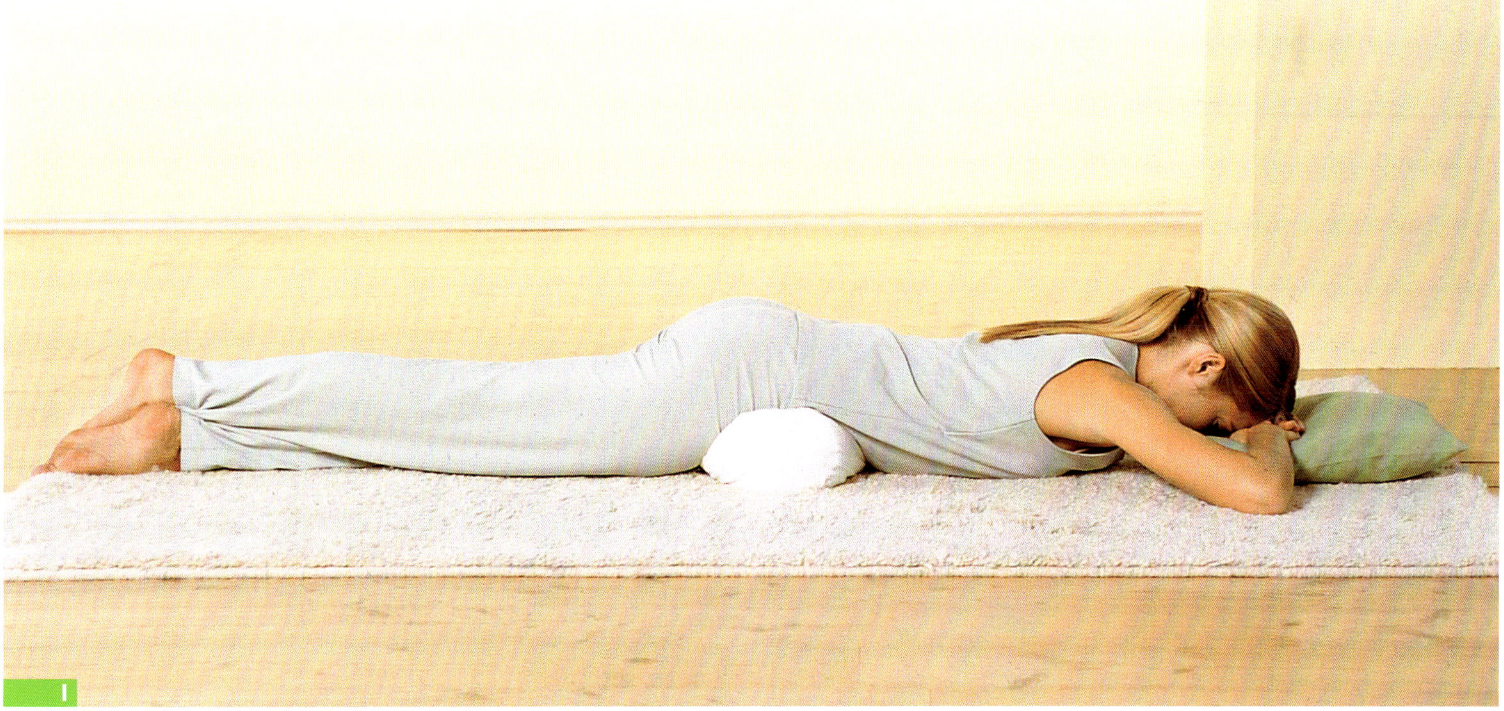

1

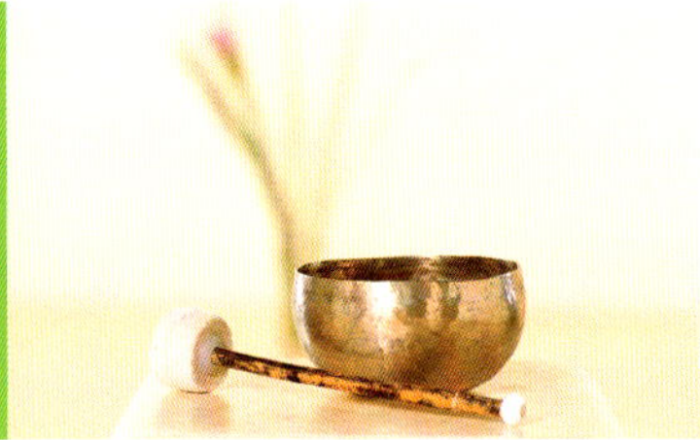

Sanfte Yoga-Positionen

Pendel

1 Kommen Sie in den Fersensitz. Legen Sie Ihre Hände auf die Schultern. Die Finger zeigen nach vorn, der Daumen nach hinten. Führen Sie den Oberkörper beim Einatmen nach links und bei der Ausatmung nach rechts.

Kung-Fu

2 Sie befinden sich im Fersensitz. Strecken Sie den rechten Arm parallel zum Boden aus, die Hand ist geöffnet. Ziehen Sie den linken Ellenbogen zurück, die Hand ist zur Faust geballt. Atmen Sie dabei ein. Jetzt strecken Sie den linken Arm nach vorn und ziehen den rechten zurück, atmen Sie aus. Fahren Sie mit schnellen und kraftvollen Bewegungen fort.

Aal

3 Legen Sie sich auf den Rücken. Strecken Sie bei der Ausatmung den rechten Arm und das linke Bein. Halten Sie die Dehnung für einen Moment. Atmen Sie ein und strecken Sie den linken Arm und das rechte Bein.

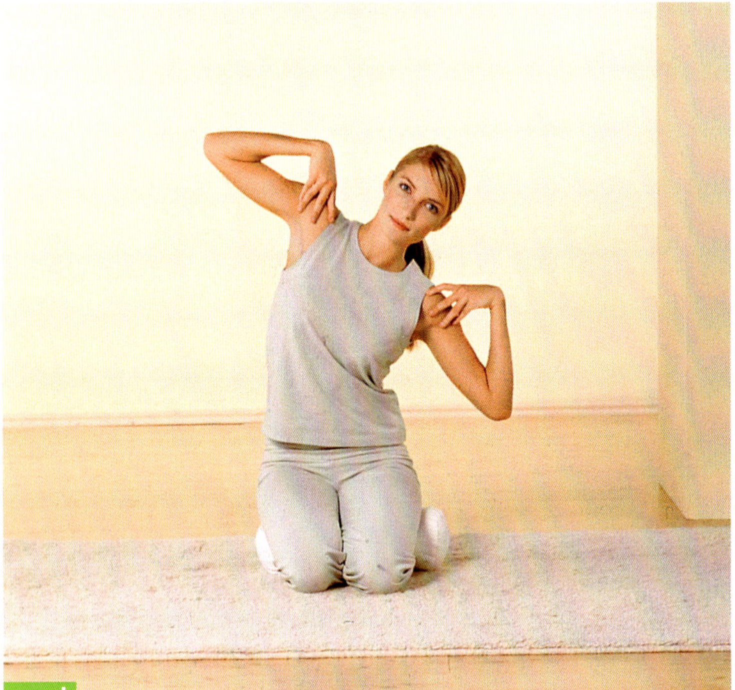

1

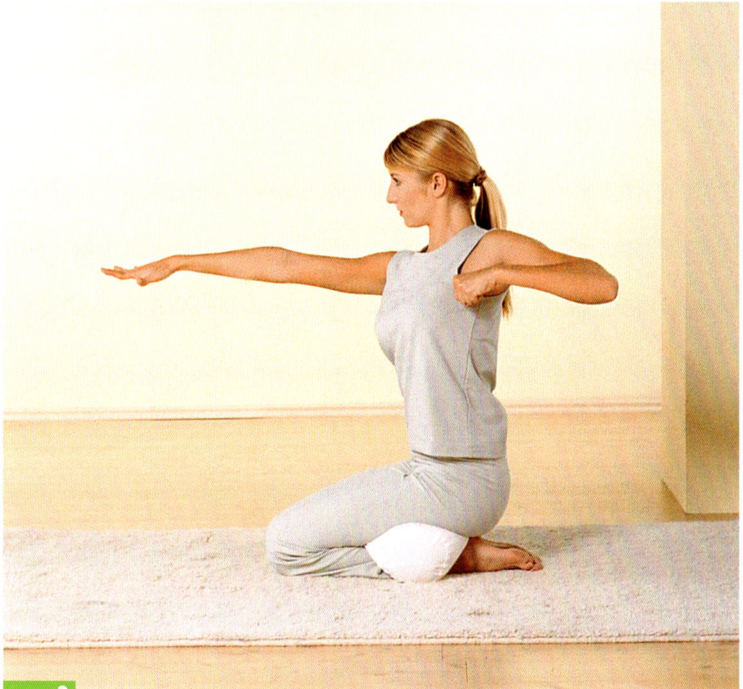

2

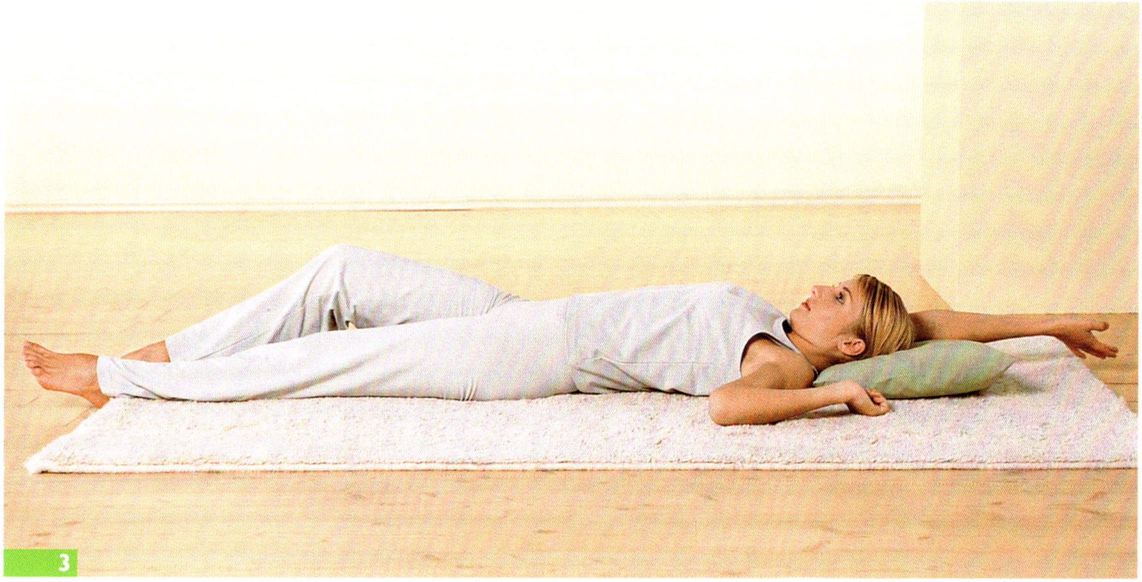
3

Lotse

4 Setzen Sie sich in den Schneidersitz. Halten Sie Ihre Arme ausgestreckt parallel zum Boden.

5 Atmen Sie ein und strecken Sie den linken Arm im Winkel von 45 Grad nach oben und den rechten Arm im Winkel von 45 Grad nach unten. Mit der Ausatmung wechseln Sie die Position der Arme.

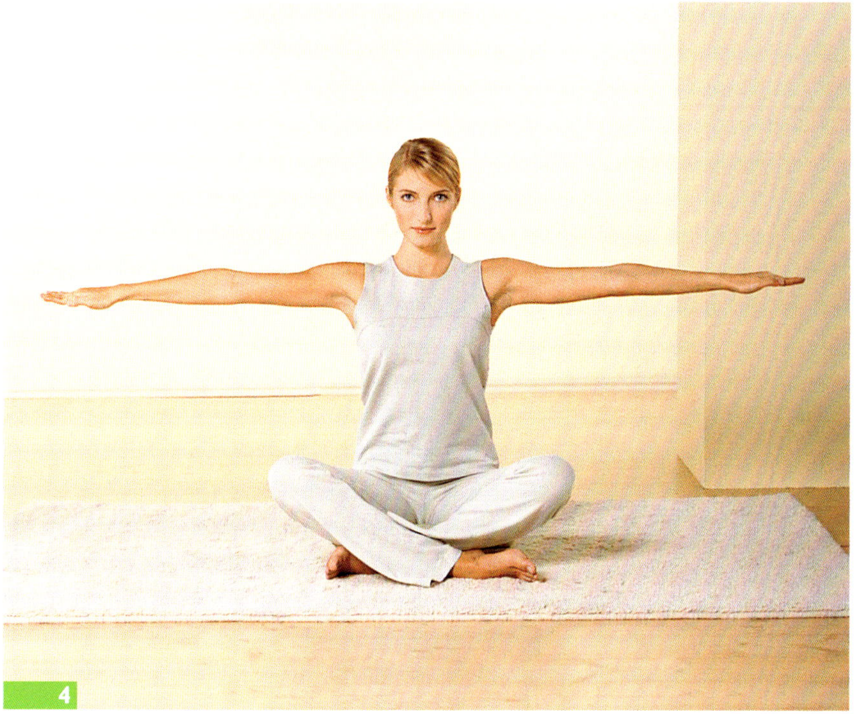
4

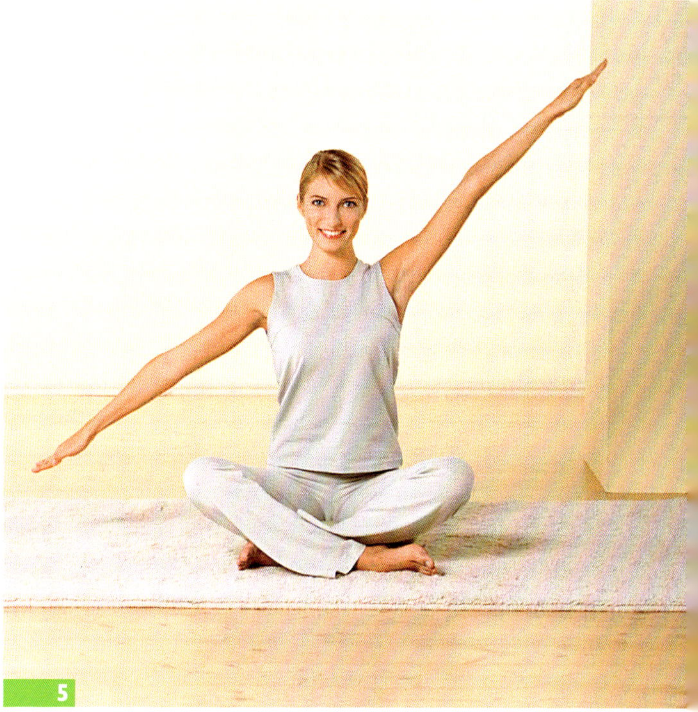
5

40 Tage bis drei Monate danach

Den Beckenboden stärken

Nach sechs, spätestens jedoch nach zwölf Wochen sollten Sie mit dem Training der Beckenbodenmuskulatur beginnen. Das geht am besten mit einfachen Yoga- und Beckenboden-Übungen, die Sie jederzeit im Alltag ausführen können. Was Sie und Ihr Baby nun vor allem brauchen, ist Ruhe. Selbst wenn Sie sich kräftig fühlen, widerstehen Sie der Versuchung, zu viel zu früh erledigen zu wollen. Die Yoga-Atmung und die Entspannungsübungen fordern Sie zunächst genug, sie werden Ihnen und Ihrem Baby gut tun.

Beckenboden statt Bauchmuskeln

Sie sollten keinesfalls intensives Bauchmuskeltraining durchführen, wenn der Fingertest nicht erfolgreich war.

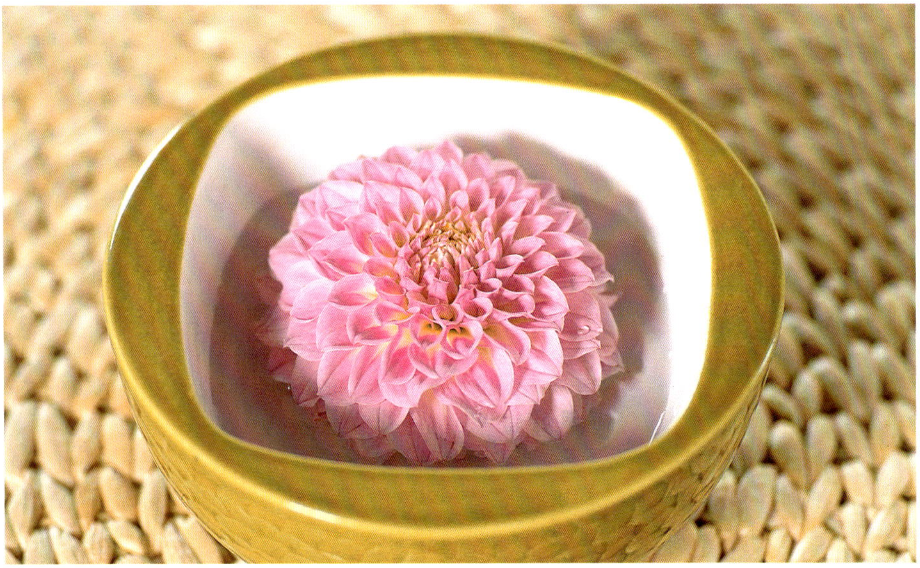

Erst wenn Sie die Muskulatur des Beckenbodens durch intensives Üben gekräftigt haben, sollten Sie Yoga-Übungen ausführen, die die Bauchmuskulatur beanspruchen. Wer das nicht berücksichtigt, kann den Beckenboden und die Bauchdecke nachhaltig schädigen. Das zeigt sich besonders nach mehreren Geburten und in späteren Jahren.

Fingertest für die Festigkeit des Beckenbodens

Erst wenn Sie diesen kleinen Test bestanden haben, können Sie mit der Kräftigung der Bauchmuskeln beginnen: Führen Sie zwei Finger in die Scheide ein und umschließen Sie sie fest mit den Beckenbodenmuskeln. Nun spannen Sie die Bauchmuskeln kräftig an und kommen dadurch mit dem Oberkörper etwas nach oben (Crunch). Können Sie den Druck um Ihre Finger halten? Dann ist der Beckenboden stabil genug, um den Belastungen des Bauchmuskeltrainings standzuhalten. Anderenfalls konzentrieren Sie sich unbedingt weiter auf die Kräftigung der Beckenbodenmuskulatur.

Rückenlage

Verwenden Sie für Übungen in der Rückenlage ein Keilkissen, einen Aktenordner, der mit einer Decke umwickelt wird, oder ein festes Kissen von ca. 8 bis 10 Zentimeter Höhe. Dadurch entspannt sich der untere Rücken und die Beckenbodenmuskulatur richtet sich umgekehrt zur Schwerkraft aus.

Wohlfühlen

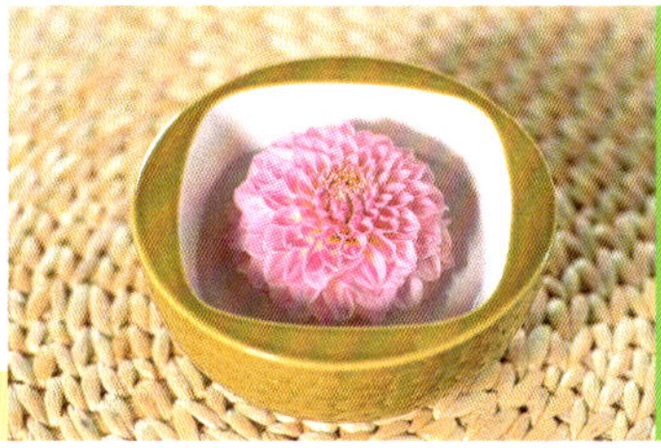

Beginnen Sie mit wenigen Wiederholungen und steigern Sie langsam die Anzahl. Am Anfang sollten die Übungen ausschließlich das Ziel haben, das Wohlgefühl zu steigern, sowie eine Entspannung von Körper und Seele herbeizuführen.

Votum

1 Setzen Sie sich in den Schneidersitz. Halten Sie Ihre Arme seitlich parallel zum Boden. Ballen Sie die Finger zu Fäusten und strecken Sie Ihre Daumen aus. Bei der Einatmung zeigen die Daumen nach oben.

2 Drehen Sie die Arme bei der Ausatmung so, dass die Daumen nach unten zeigen.

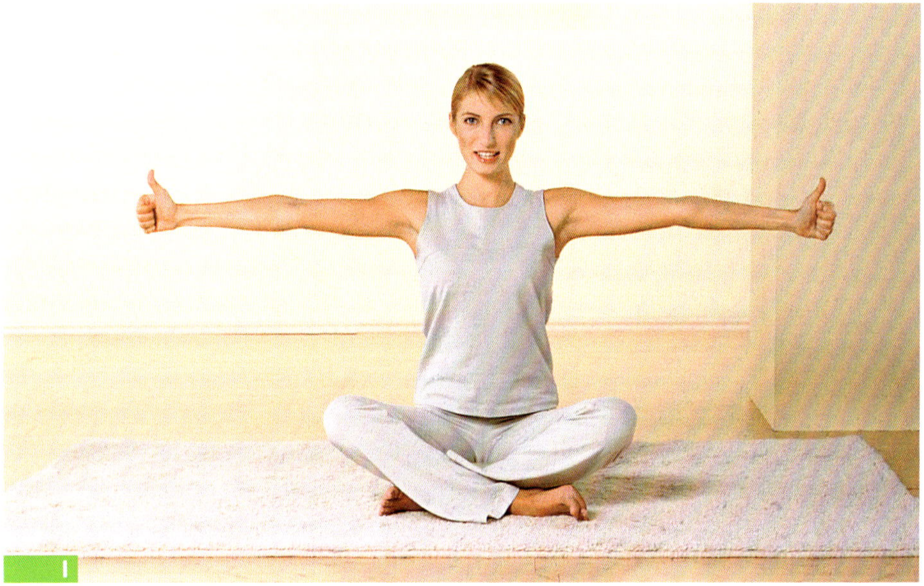

1

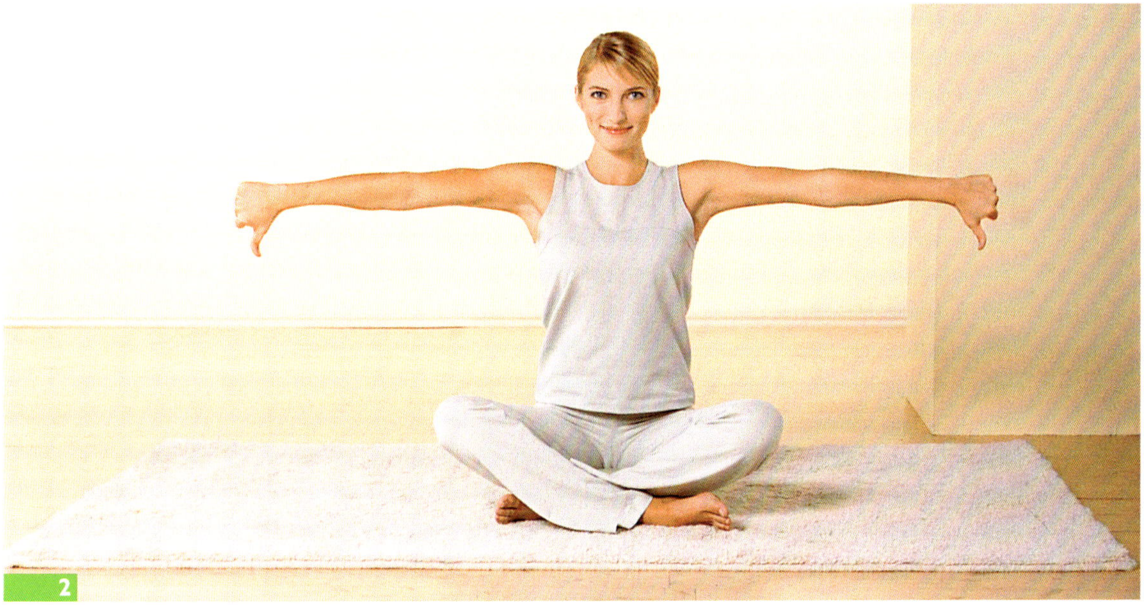

2

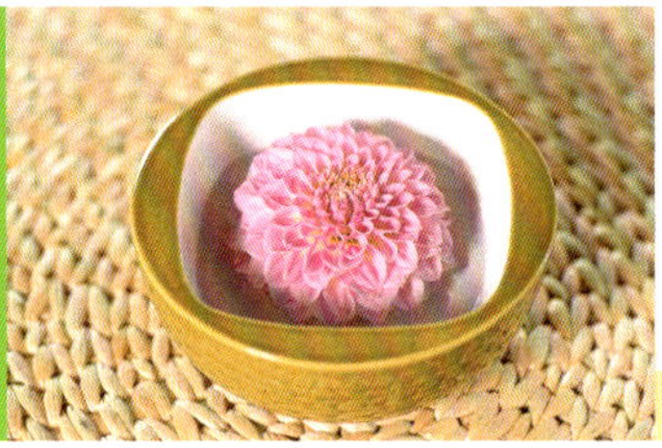

Wieder fit werden!

Schritt für Schritt

1 Setzen Sie sich auf den Boden und strecken Sie die Beine gerade nach vorn aus, die Füße sind dabei angezogen. Die Wirbelsäule ist gestreckt. Die Hände sind im Venusschloss (siehe Seite 35) hinter dem Nacken verschränkt. Die Ellenbogen ziehen nach außen, die Schulterblätter ziehen sich zusammen und die Schultern sind entspannt. Spannen Sie jetzt die Beckenbodenmuskulatur der rechten Seite an und heben Sie das rechte Bein ein wenig. Achten Sie darauf, dass das Bein sich dabei »nach innen« zieht. Machen Sie nun einen »Schritt« auf Ihrem Sitzbeinhöcker nach vorn. Führen Sie die gleiche Bewegung mit dem anderen Bein aus. »Wandern« Sie so durch den Raum.

Sat Kriya

2 Sie befinden sich im Fersensitz. Strecken Sie Ihre Arme über den Kopf nach oben. Falten Sie Ihre Hände, die Zeigefinger liegen ausgestreckt aneinander und zeigen nach oben. Die Schultern sind entspannt. Atmen Sie ein, spannen Sie den Beckenboden und den Nabelpunkt (ca. 2 bis 3 Fingerbreit unterhalb des Nabels) kräftig an und sagen Sie dabei scharf »Sat«. Atmen Sie aus, entspannen Sie sich wieder und sagen Sie weich »Nam«. Führen Sie die Übung rhythmisch, aber nicht zu schnell aus.

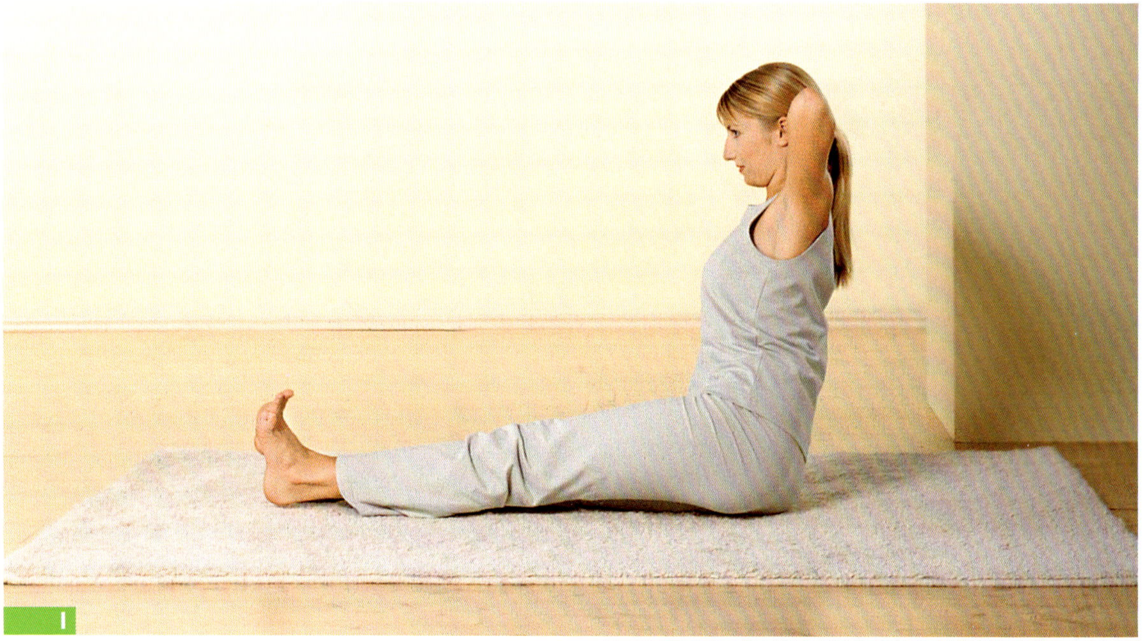

1

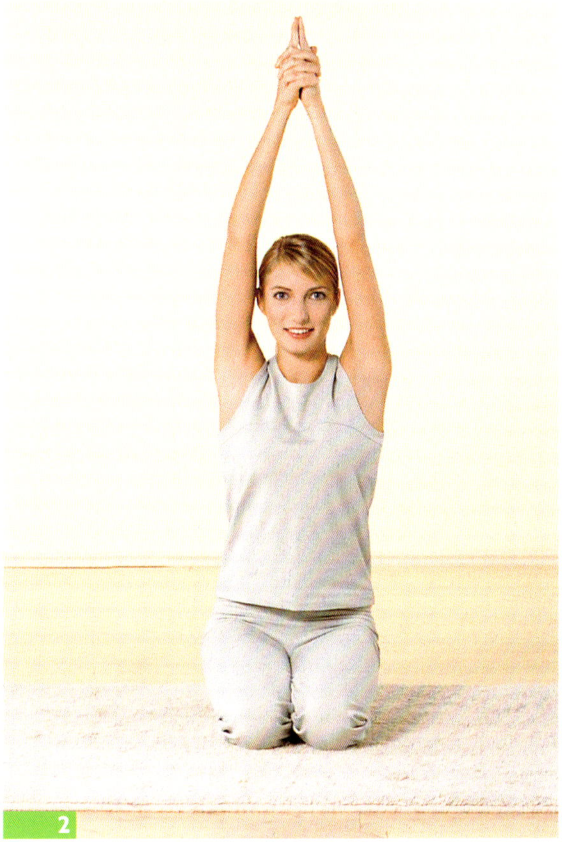

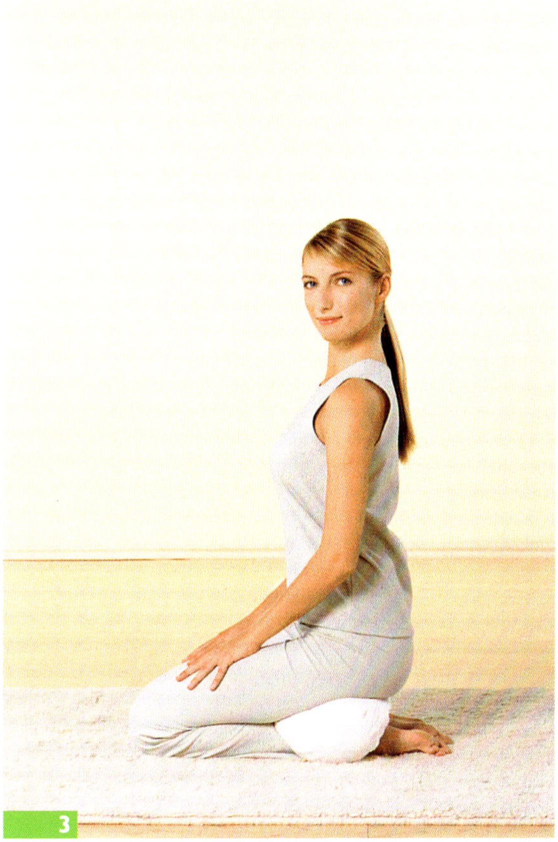

Nein, nein!

3 Setzen Sie sich in den Fersensitz. Richten Sie Ihre Wirbelsäule auf. Ihre Hände liegen auf den Oberschenkeln. Atmen Sie ein und drehen Sie den Kopf nach links. Bei der Ausatmung drehen Sie den Kopf nach rechts. Atmen Sie lang und tief.

Presse

4 Legen Sie sich auf den Rücken. Die Unterschenkel können Sie auf einem Hocker ablegen. Malen Sie große Kreise mit den Füßen. Bewegen Sie die Zehen, so weit es schmerzfrei möglich ist.

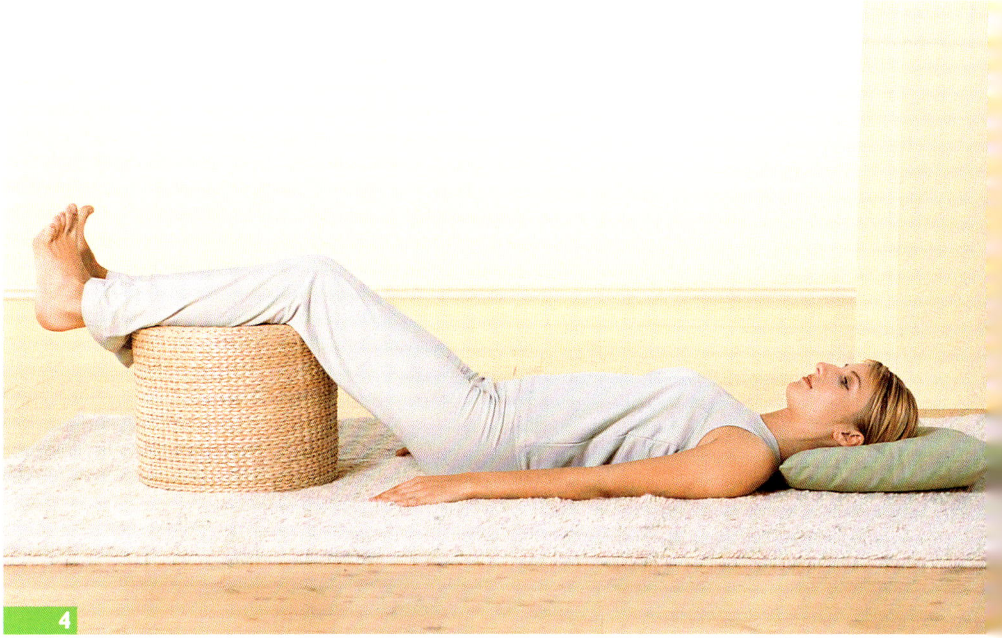

Drei Monate bis ein Jahr später

Den Alltag mit Yoga meistern

Ihr Körper benötigt Zeit, die Folgen der Schwangerschaft und Entbindung zu verarbeiten. Eine Schwangerschaft dauert in der Regel neun Monate und genauso lange benötigt man für die Rückbildung. In dieser Zeit kehrt die Gebärmutter an ihren Platz zurück und damit auch alle umliegenden Organe. Die Muskulatur erlangt eine höhere Grundspannung und Beckenboden- und Bauchmuskeln arbeiten wieder besser. Die Stillzeit fördert diesen Vorgang, wobei das gesamte Erscheinungsbild sich häufig erst wieder dauerhaft verändert, wenn komplett abgestillt wurde. Wann die Rückbildung gänzlich abgeschlossen ist, hängt von mehreren Faktoren ab. Einfluss haben Ihre aktive Mitarbeit, Ihre Lebensgewohnheiten und die genetische Veranlagung. Setzen Sie sich deshalb nicht unnötig unter Druck!

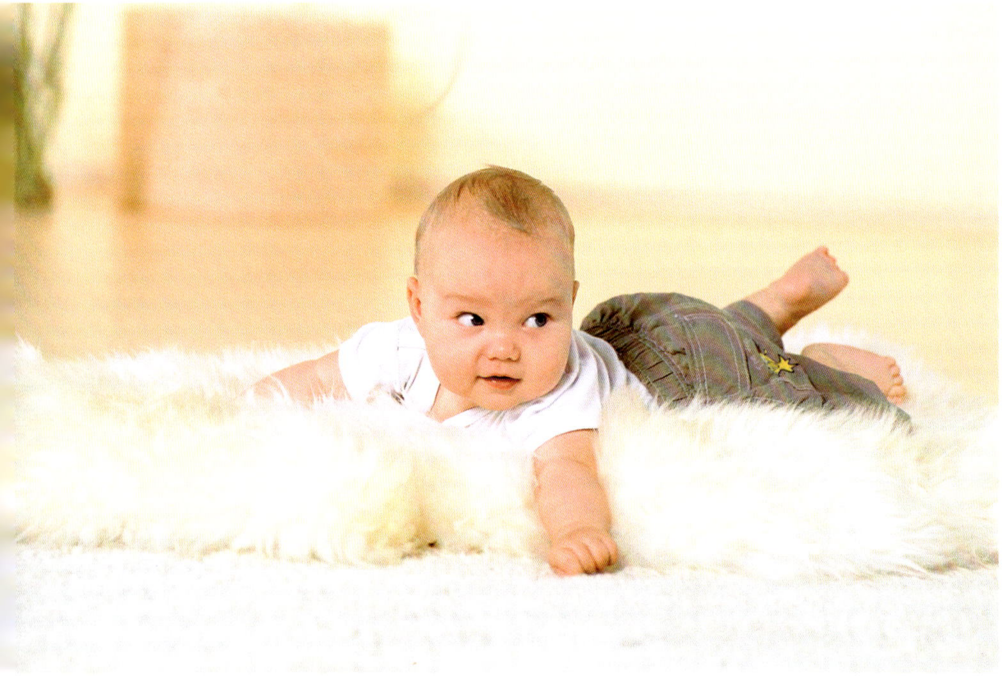

Geben Sie sich auch als Familie die nötige Zeit, zusammen zu wachsen. Es dauert eine Weile, bis man sich auf die neue Familiensituation eingestellt und ein eingespieltes Team gebildet hat.

Versuchen Sie, Schlafdefizite am Tage auszugleichen. Ist Ihnen dies nicht möglich, nutzen Sie die Ruhephasen Ihres Kindes für kurze Entspannungsübungen aus dem Yoga.

Selbst wenn Sie sich stark fühlen, widerstehen Sie der Versuchung, zu viel zu früh erledigen zu wollen. Mit der Zeit ergänzen Sie Ihr Training je nach der individuellen Konstitution und den Bedürfnissen durch kräftigende Übungen.

Wenn der Alltag immer mehr zur Routine geworden ist, bietet sich die Gelegenheit eine feste Zeit einzuplanen, in der Sie eine vollständige Yoga-Einheit ausführen können. Ein vorgegebenes Set verbindet nicht nur einzelne Übungen, es ist in sich geschlossen und beinhaltet alle Aspekte für eine runde ganzheitliche Yoga-Stunde.

Die Dauer der Asanas variiert je nach Übung und Kondition. Fordern und fördern Sie sich, aber üben Sie ohne Anstrengung und Ermüdung.

Wärmen Sie sich am besten mit zwei bis drei Yoga-Übungen für den Beckenboden auf, die Sie bereits beherrschen, dann erst führen Sie nacheinander verschiedene Yoga-Übungen als Set aus (ab Seite 88).

Fit mit Yoga

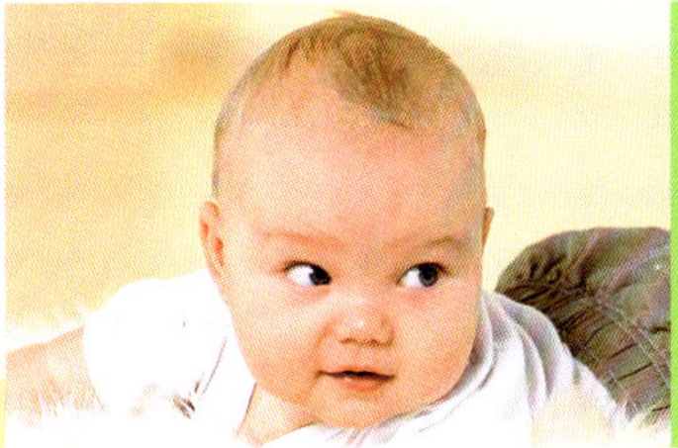

Große Wippe

1 Setzen Sie sich auf den Boden und legen Sie Ihre Fußflächen aneinander. Ziehen Sie Ihre Fersen mit Ihren Händen so weit zum Schambein, wie Sie können. Beim Einatmen schaukeln Sie sanft nach links und beim Ausatmen nach rechts. Der Kopf folgt der Bewegung.

Victory

2 Setzen Sie sich in den Schneidersitz. Strecken Sie beide Arme im Winkel von 60 Grad nach oben. Die Handflächen zeigen zur Decke. Drücken Sie die Fingerspitzen einer Hand mit der anderen nach unten. Wechseln Sie die Hände. Atmen Sie lang und tief.

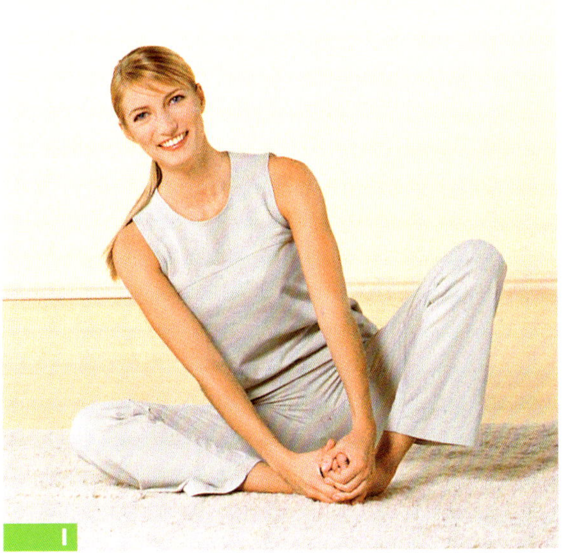

1

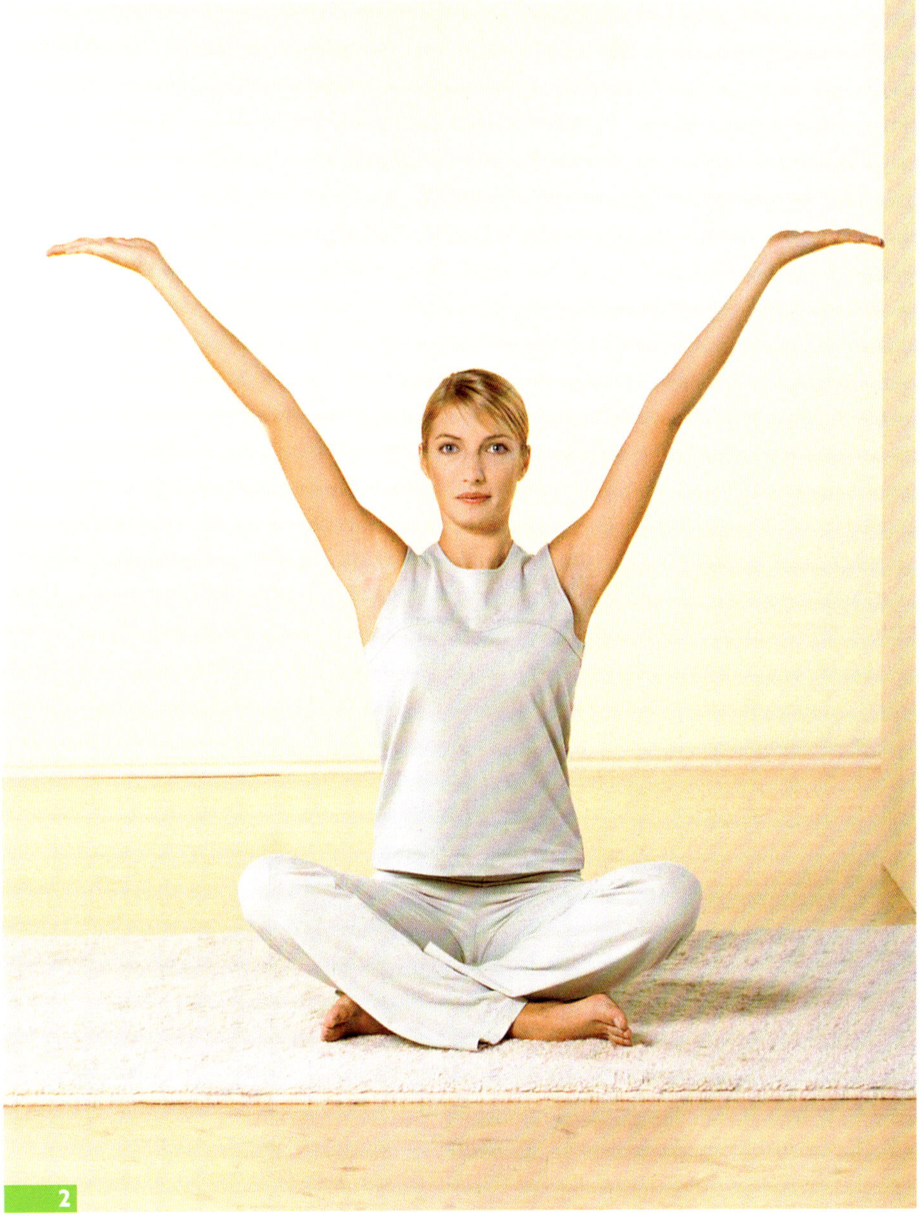

2

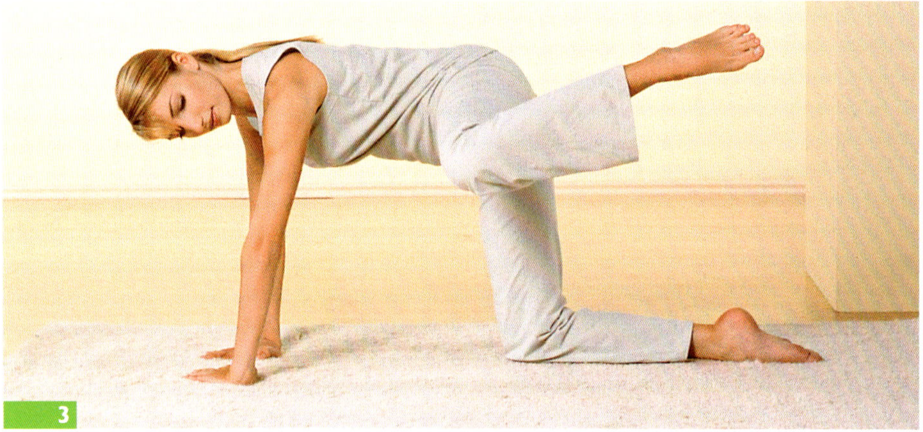

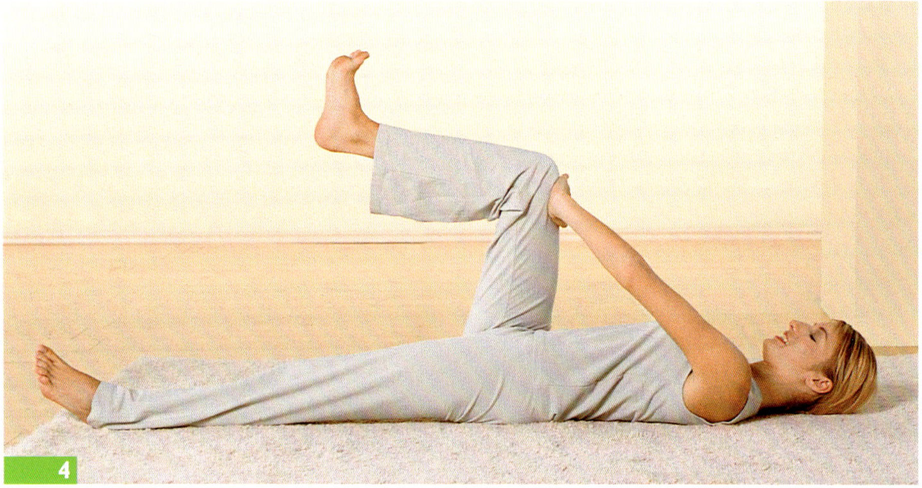

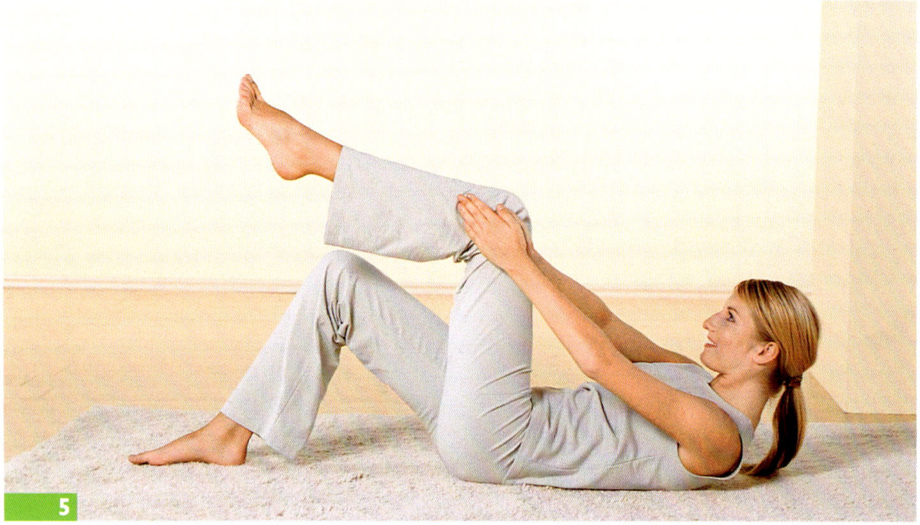

Hund

3 Gehen Sie in die Bankstellung. Heben Sie bei der Einatmung das linke Bein (wie ein Hund), blicken Sie dabei auf Ihr Knie. Bei der Ausatmung senken Sie das Bein wieder. Wiederholen Sie die Bewegung einige Male und wechseln Sie dann die Seite.

Ring

4 Legen Sie sich auf den Rücken. Das linke Bein liegt gestreckt auf dem Boden. Winkeln Sie das rechte Bein an. Atmen Sie ein. Spannen Sie jetzt mit der Ausatmung den Beckenboden an und drücken Sie mit der linken Hand gegen das rechte Knie. Atmen Sie ein und führen Sie die Übung bei der nächsten Ausatmung mit der anderen Seite durch.

Äquator

5 Legen Sie sich auf den Rücken und stellen Sie die Füße hüftbreit geöffnet auf. Heben Sie das linke Bein. Legen Sie Ihre Handflächen aneinander. Atmen Sie ein und spannen Sie dann mit der Ausatmung den Beckenboden an. Heben Sie den Oberkörper und pressen Sie die Hände von außen gegen das linke Knie. Beim Einatmen entspannen. Beim nächsten Ausatmen spannen Sie den Beckenboden an, heben den Oberkörper und pressen mit den Händen von außen gegen das rechte Knie.

Achsenwickel

6 Legen Sie sich auf den Rücken. Strecken Sie die Arme zur Seite aus. Ziehen Sie die Beine mit der Kraft des Beckenbodens zum Körper. Sie atmen ein und legen beim Ausatmen die Beine zur linken Seite ab. Drehen Sie Ihren Kopf nach rechts. Atmen Sie ein und kom-

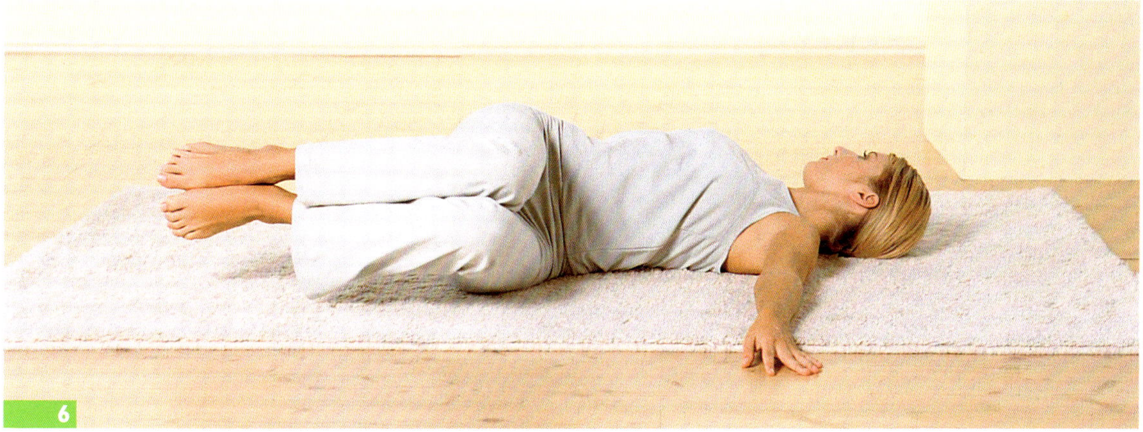

6

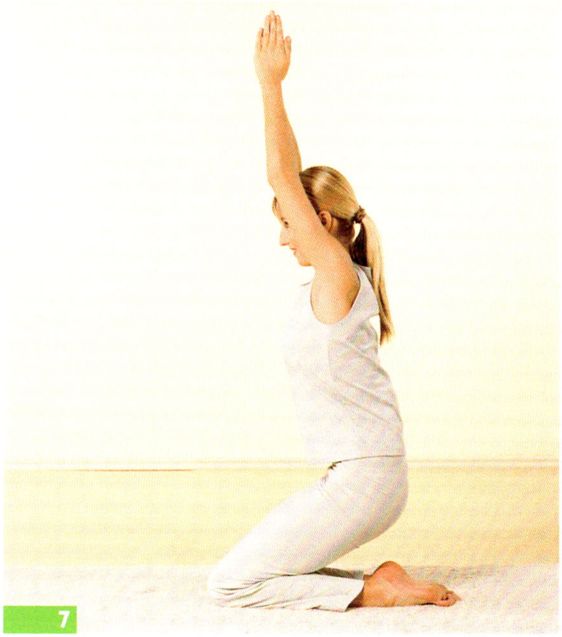

7

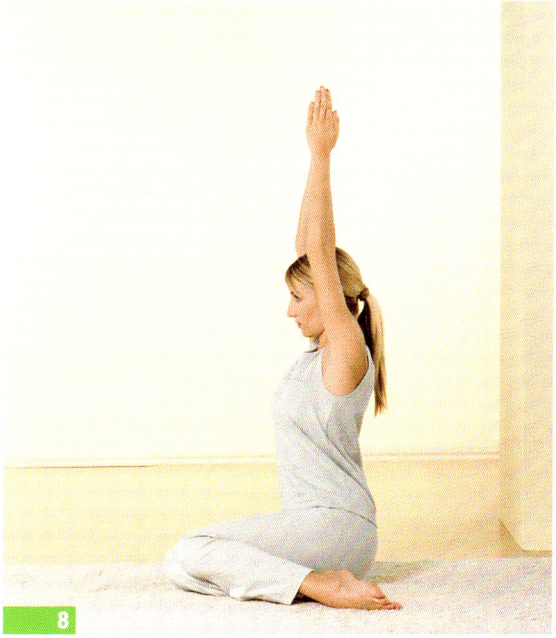

8

men Sie zur Mitte zurück. Bei der nächsten Einatmung legen Sie nun die Beine zur rechten Seite ab und drehen den Kopf nach links.

Ägyptische Tänzerin

7 Sie befinden sich im Fersensitz. Strecken Sie Ihre Arme über den Kopf nach oben aus. Legen Sie Ihre Handinnenflächen aneinander. Die Schultern sind entspannt. Spannen Sie die Beckenboden-, Bauch- und Oberschenkelmuskulatur an. Atmen Sie ein und heben Sie das Gesäß mit einer geführten Bewegung in den Kniestand.

8 Atmen Sie aus und setzen Sie sich rechts neben Ihre Füße. Atmen Sie ein und kommen Sie wieder in den Kniestand. Bei der nächsten Ausatmung setzen Sie sich ebenso achtsam links neben die Füße. Führen Sie die Bewegung langsam und fließend aus.

INFO

Für eine weitere Schwangerschaft werden von Yogis drei Jahre und von Schulmedizinern zwei Jahre Abstand empfohlen. So hat der Körper Zeit, sich vollständig von der Geburt zu erholen, alle Depots wieder aufzufüllen und für die erneuten Strapazen wieder kraftvoll zu sein.

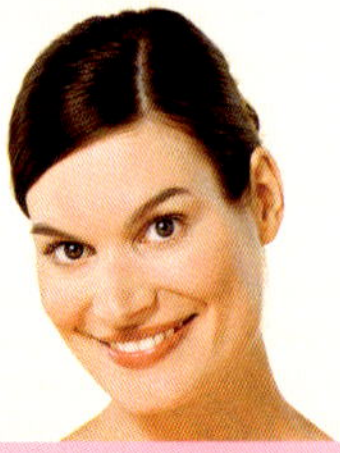

Reihenweise Wohl-befinden

Yoga-Sets für jede Gelegenheit

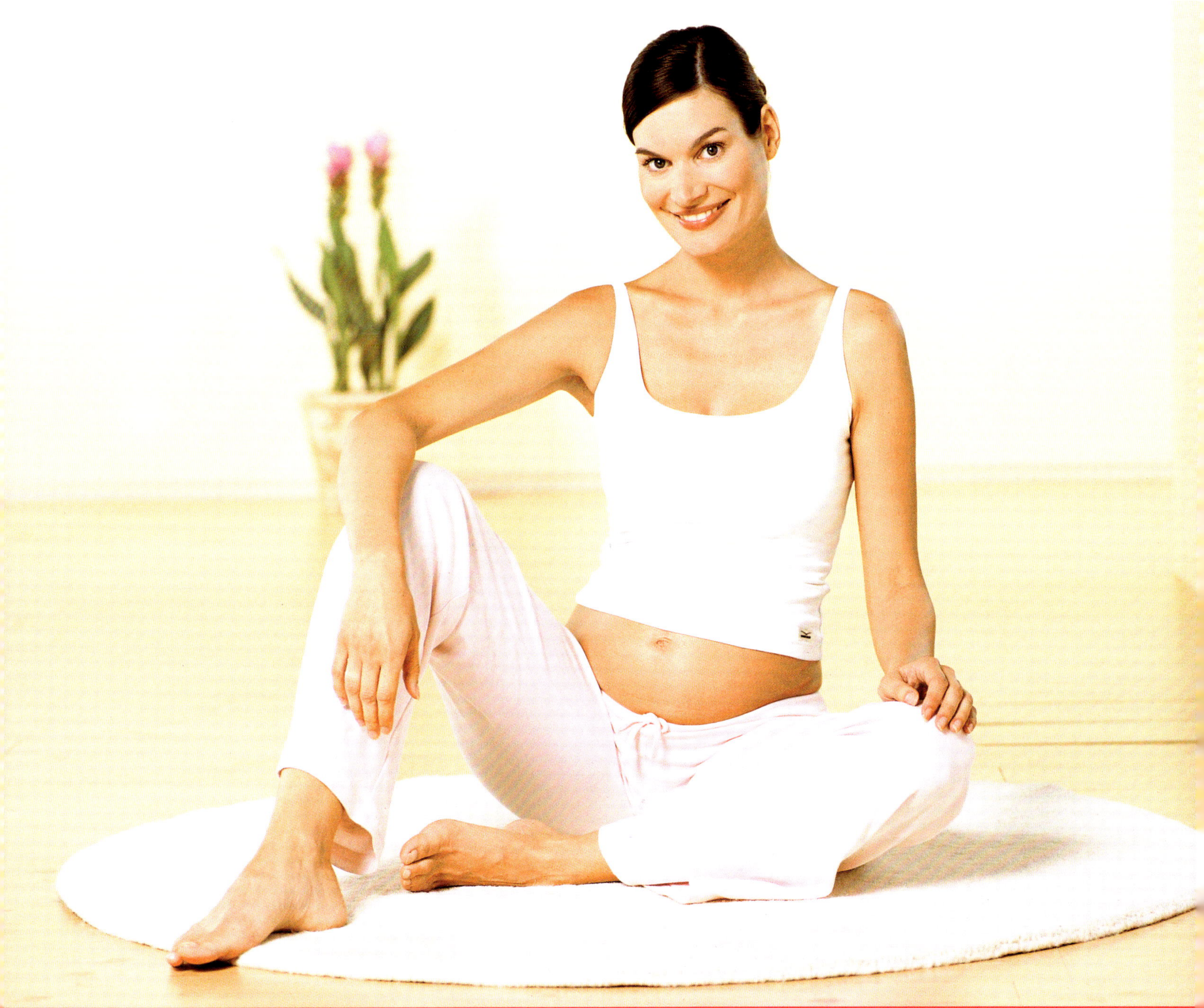

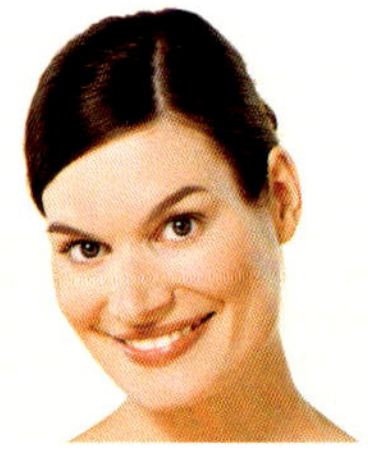

Yoga-Sets

Sie haben bisher eine Vielzahl von Einzelübungen kennen gelernt, die Sie gezielt bei den typischen Beschwerden in der Schwangerschaft einsetzen können. Sie haben gelernt, Ihre Atmung zu optimieren und sich zu entspannen. Jetzt können Sie diese einzelnen Übungen zu einem Set zusammenstellen. Um einen optimalen Nutzen aus dem Zusammenspiel von

- Haltung (Asana),
- Atemführung (Pranayama) und
- Konzentration (Dhyan)

zu erreichen, besteht eine Yoga-Stunde aus entsprechenden Übungsreihen, die reinigend, harmonisierend, stärkend und energetisierend wirken.
Durch eine korrekte Haltung gelangt der Atem (Prana, Lebensenergie) in die ca. 72 000 feinen Kanäle im Körper (die Nadi). Eine besondere Rolle spielen beim Yoga die folgenden Nadis (siehe auch Seite 13).

Ida

Ida beginnt am linken Nasenloch, verkörpert die negativ geladene Energie (Apana), scheidet »Abfallprodukte« aus, wirkt kühlend und beruhigend und steht für Mondenergie.

Pingala

Pingala beginnt am rechten Nasenloch, verkörpert die positiv geladene Energie (Prana). Pingala steht für einen anspornenden, Hitze produzierenden, reinigenden Effekt; Sonnenenergie.

Sushumna

Das Silberband liegt im Bereich der Wirbelsäule. Durch diesen Kanal fließt die Lebensenergie.

Die folgenden Sets sind Beispiele, die besonders für Schwangerschaft und Rückbildung geeignet sind.
Zu welcher Tageszeit können Sie die Yoga-Übungen ausführen? Probieren Sie aus, ob Sie der Morgen- oder Abendtyp sind. Vielleicht merken Sie auch, dass es Ihnen gut tut, den Tag an sich in einen »Yogarahmen« zu setzten und sowohl das Morgen- als auch das Abend-Set auszuführen. Oder wechseln Sie zwischen den Sets. Während der Schwangerschaft sollten Sie aber auf keinen Fall das Rückbildungs-Set ausführen. In der Zeit der Rückbildung stehen Ihnen allerdings alle Sets offen. Wenn Sie mit der Zeit eine Routine entwickeln, sollten Sie ruhig einzelne Übungen austauschen. Anregungen finden Sie bei den Einzelübungen. Sie können sich auch ein völlig neues Set zusammenstellen. Achten Sie möglichst auf die Einhaltung des grundsätzlichen Aufbaus:

1. Atemübungen
2. Aufwärmübungen
3. Körperübungen
4. Entspannung
5. Meditation

Sie werden merken, dass die Ausführung eines in sich stimmigen Sets eine ganz andere Energie hat als das gezielte Durchführen von Einzelübungen. Versuchen Sie, beides in Ihren Alltag zu integrieren, indem Sie sich Nischen suchen und schaffen. Experimentieren Sie und finden Sie Ihren (Yoga-)Weg!

Morgen-Set

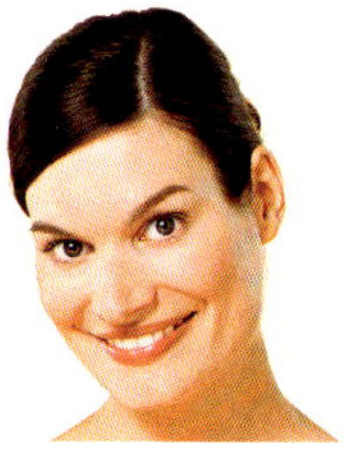

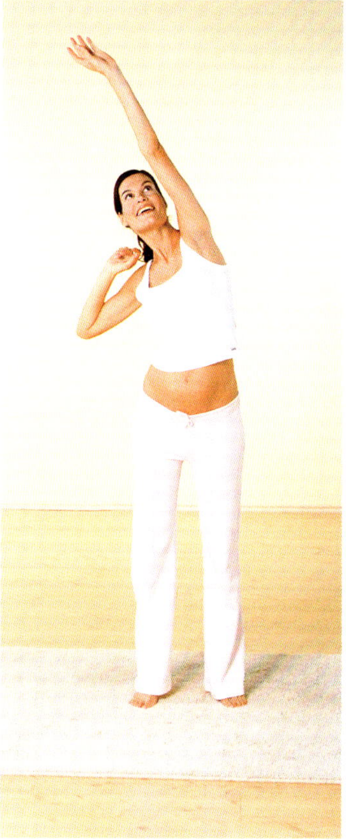

Räkeln (S. 47)

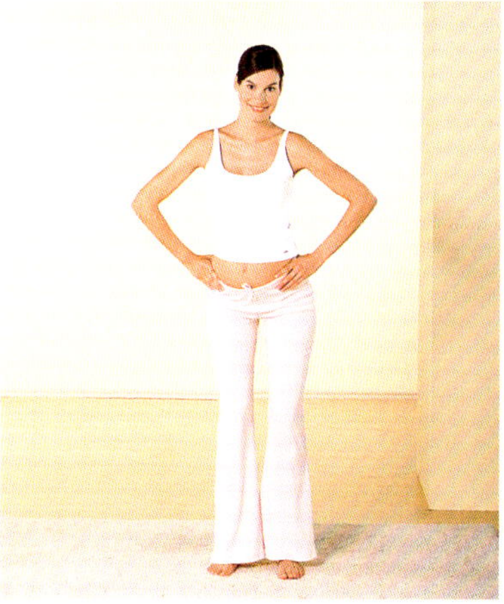

Sonnenuhr (S. 58)

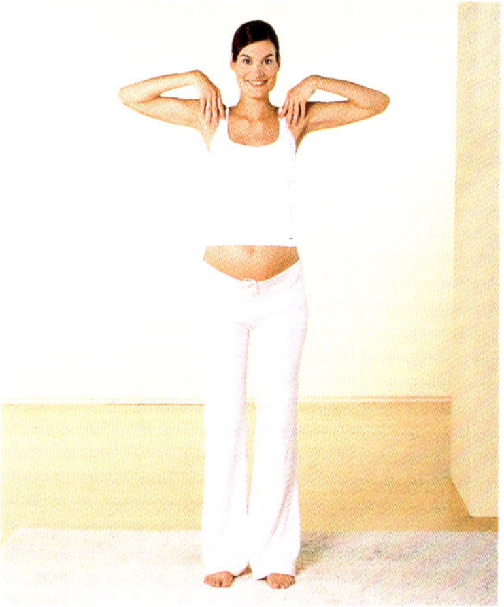

Bewegter Seelenöffner (S. 59)

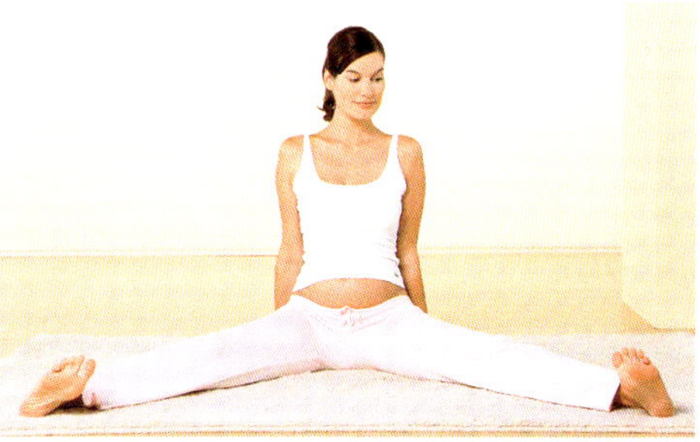

Kreativer Pinsel (S. 54)

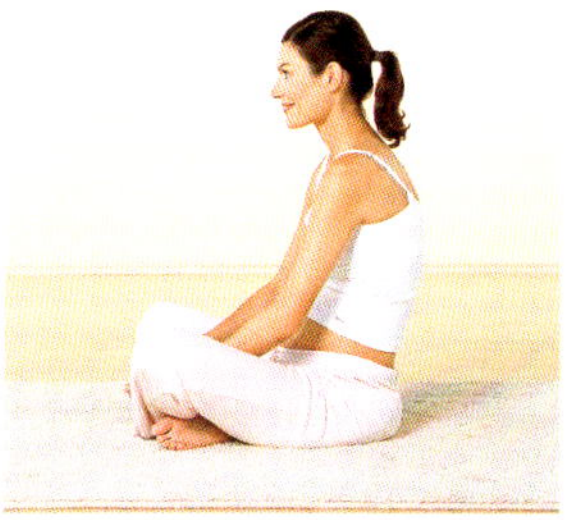

Kamelritt (S. 37)

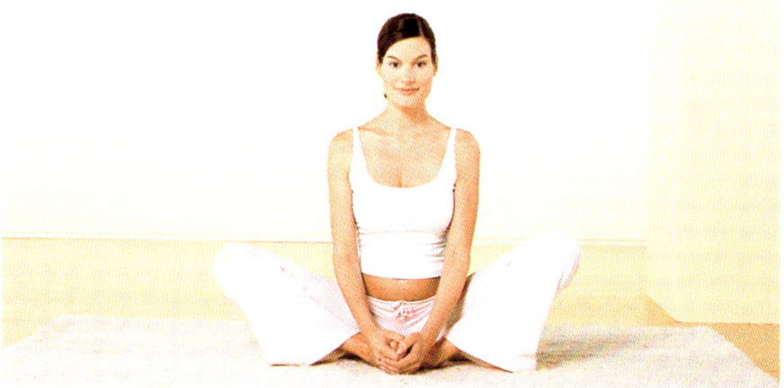

Schmetterling (S. 42)

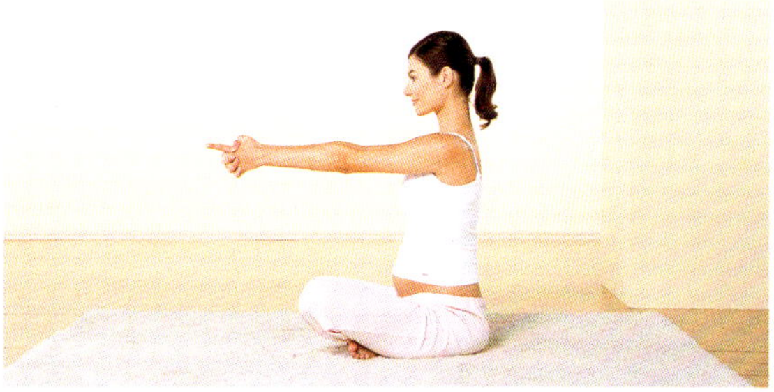

Fernweh (S. 65)

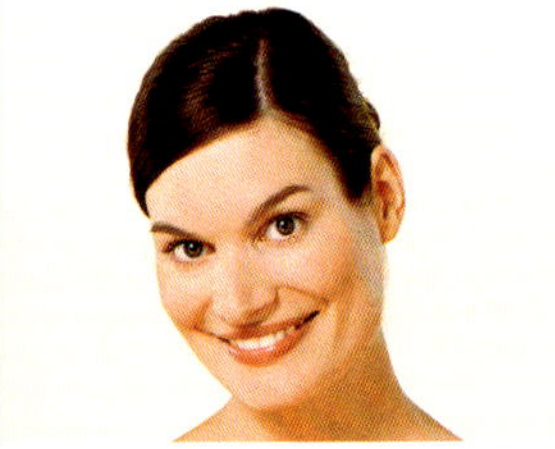

Abend-Set

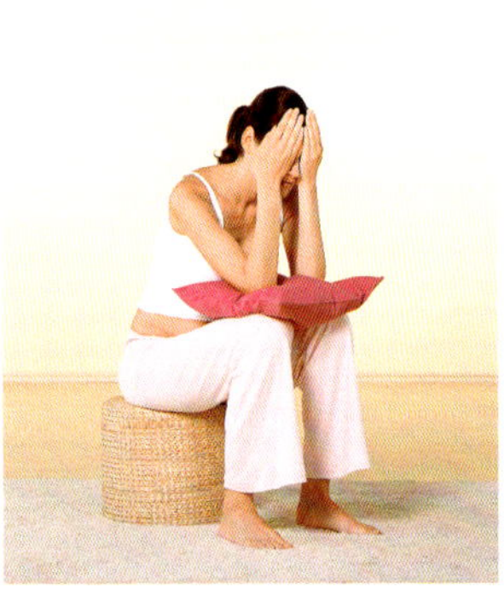

Palmieren (S. 45)

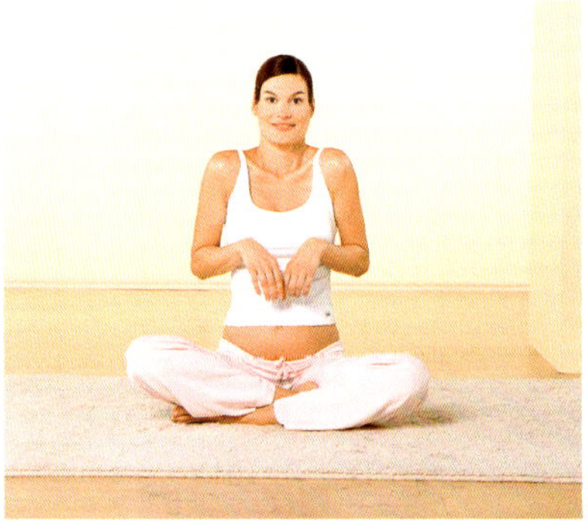

Uhrwerk (S. 48)

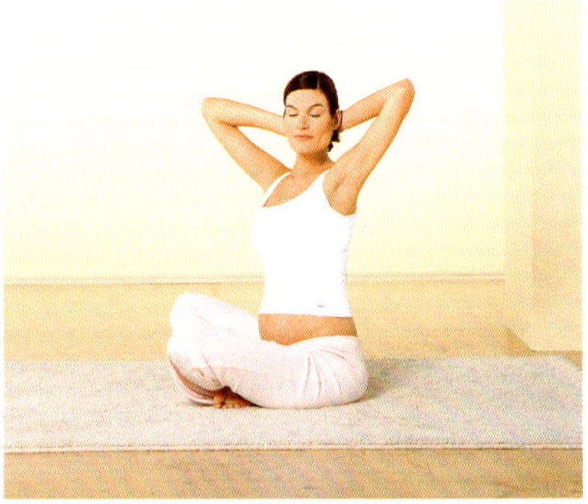

Oberer Seelenöffner (S. 47)

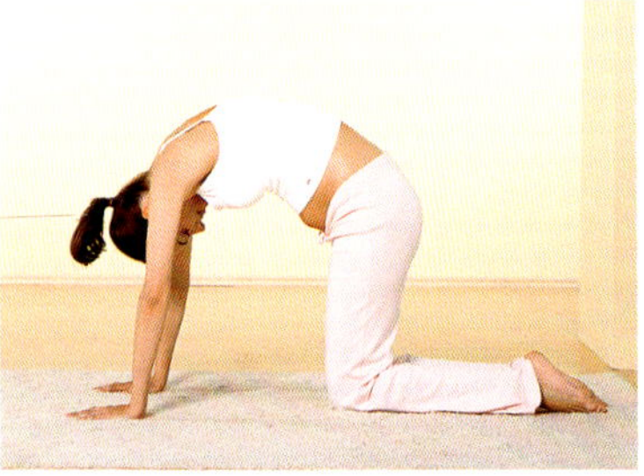

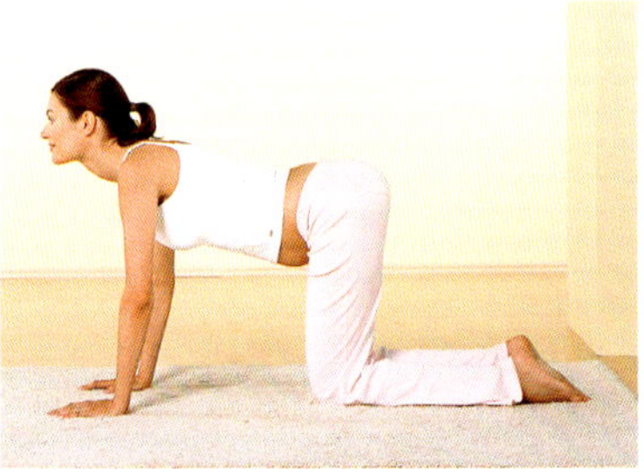

Katze/Kuh (S. 58)

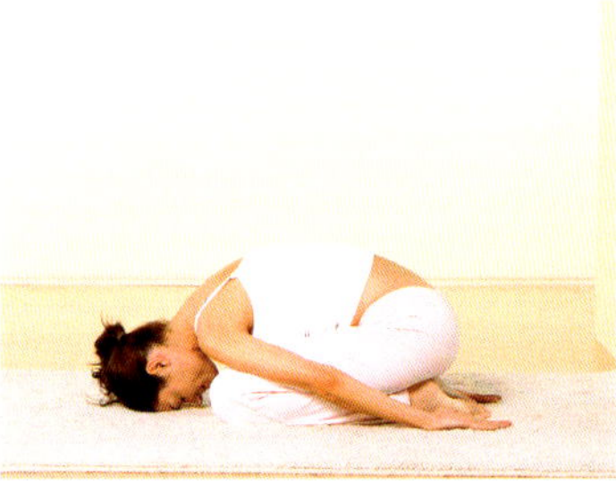

Seilbahn (S. 43)

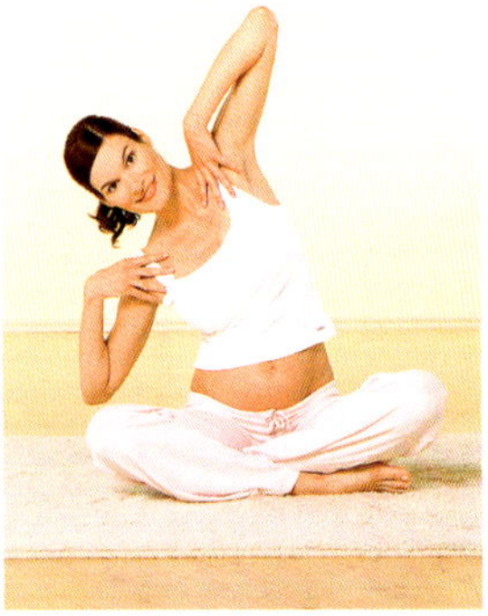

Waage (S. 50)

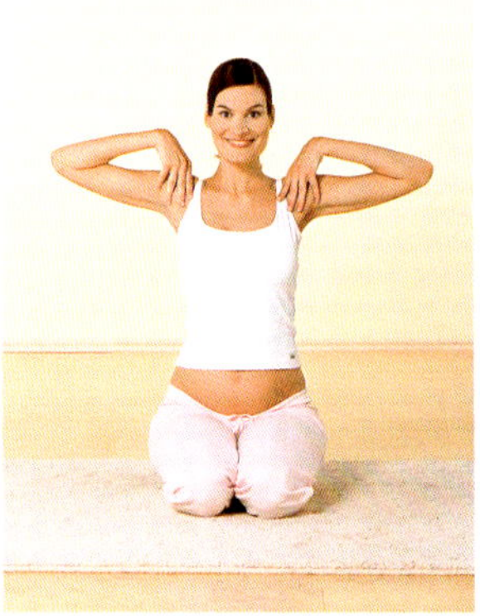

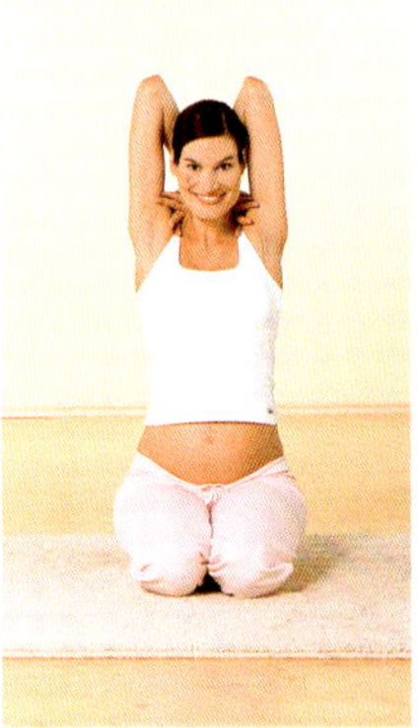

Wedeln (S. 49)

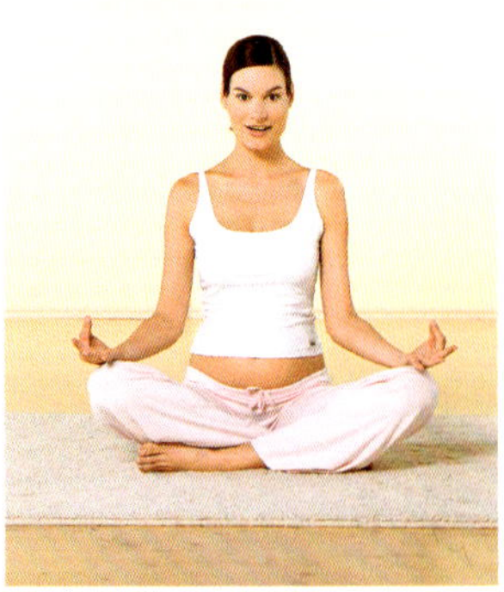

Singender Herzöffner (S. 39)

Kräftigungs-Set

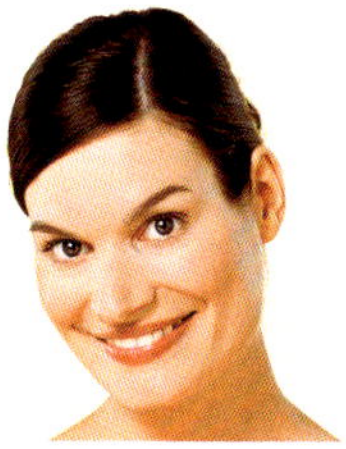

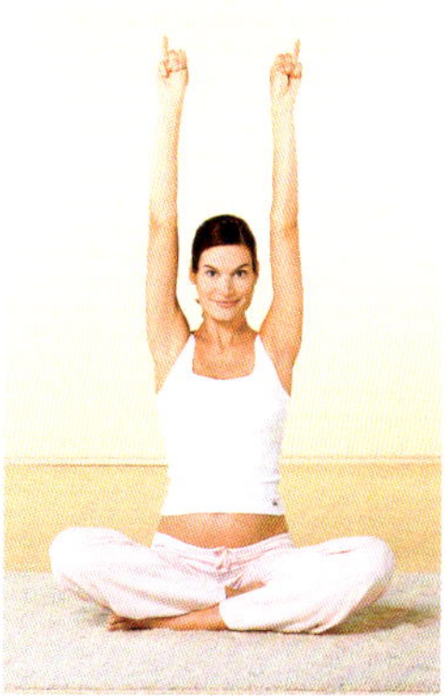

Wechselfinger-Lanze (S. 41)

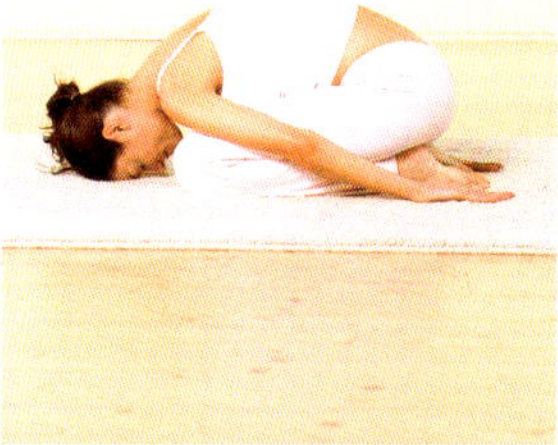

Seilbahn (S. 43)

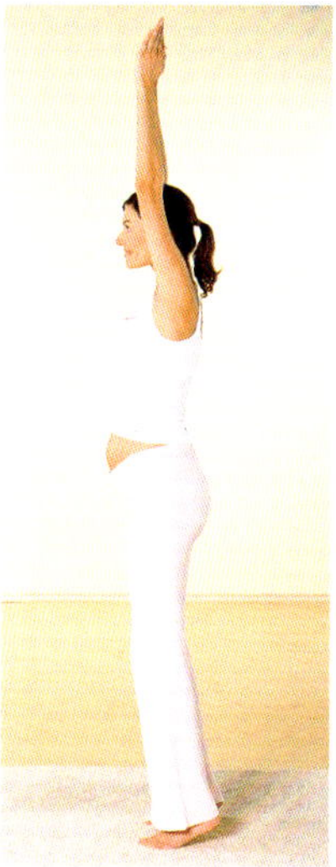

Bergsteiger (S. 54)

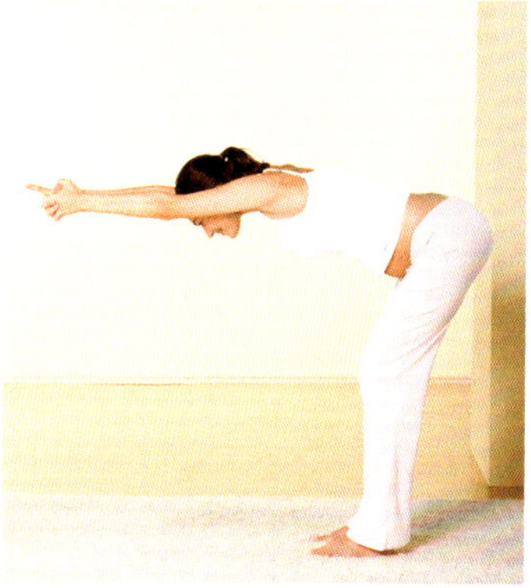

Bahnübergang (S. 46)

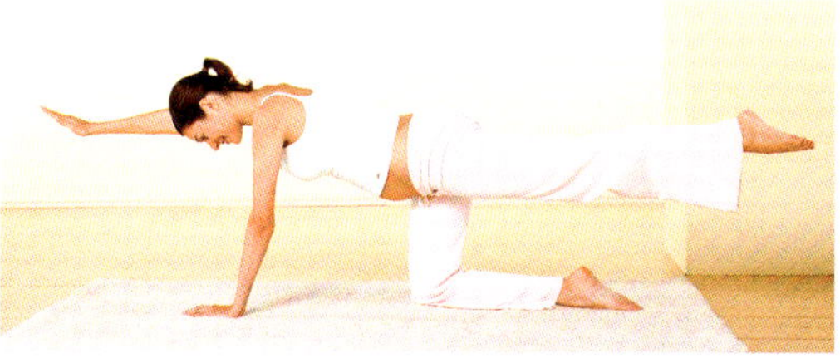

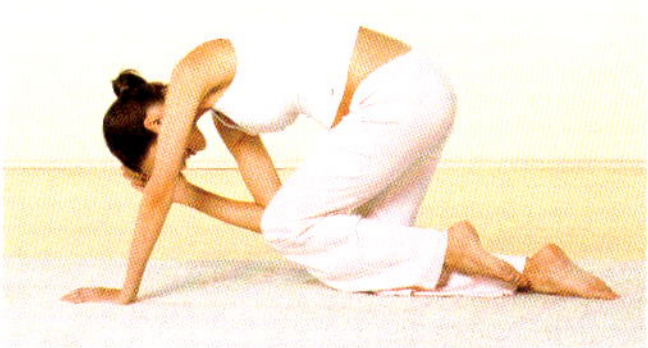

Katze (S. 55)

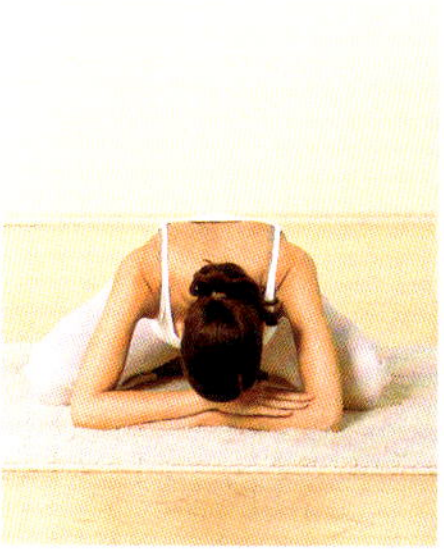

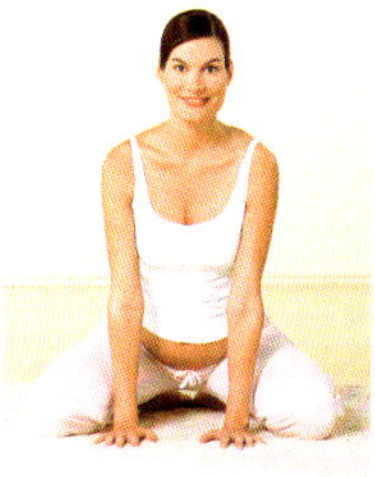

Sphinx (S. 52)

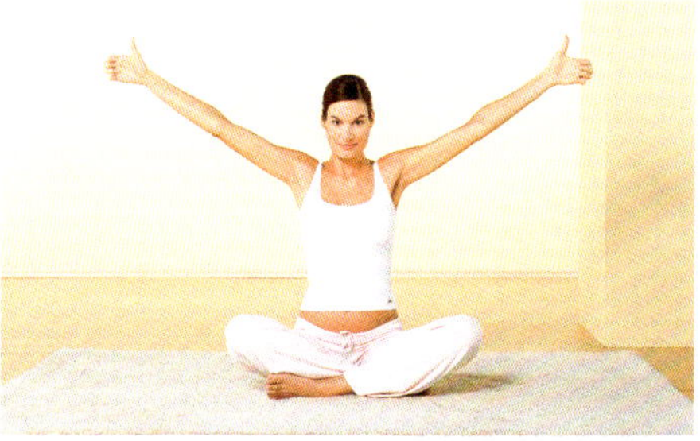

Gehaltener Herzöffner (S. 38)

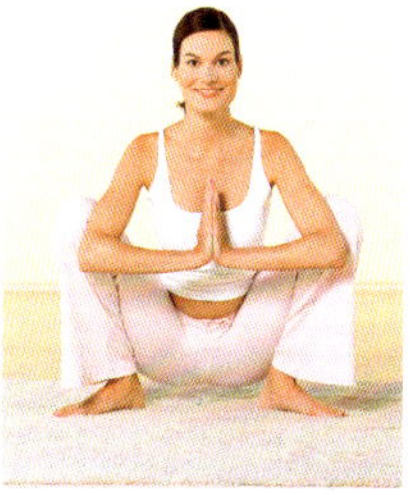

Krähe (S. 63)

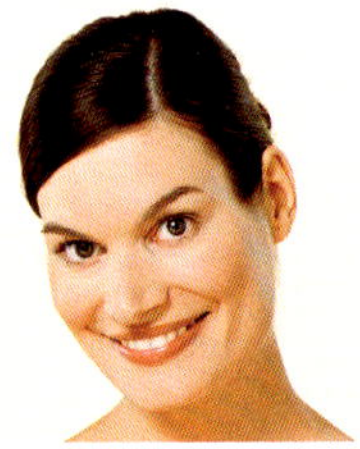

Rückbildungs-Set

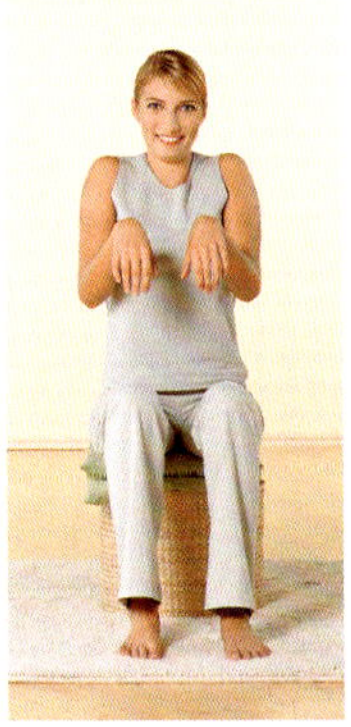

Pfötchen
(S. 72)

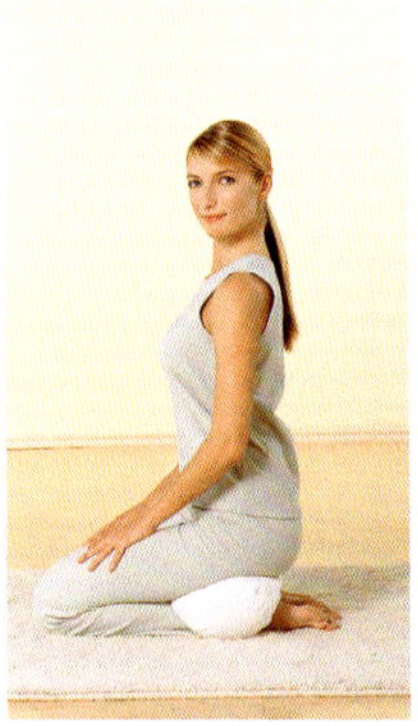

Nein, Nein
(S. 81)

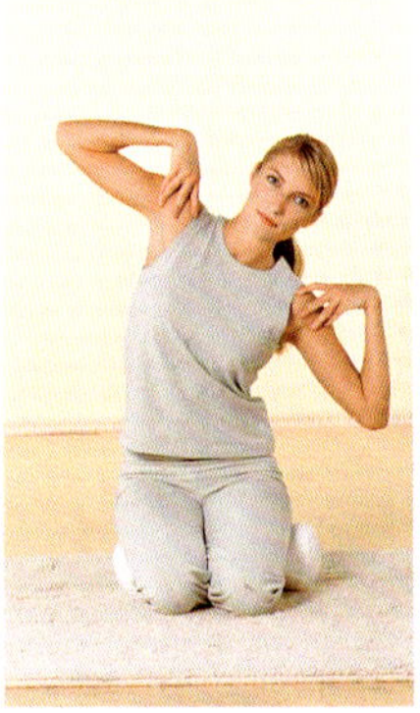

Pendel
(S. 76)

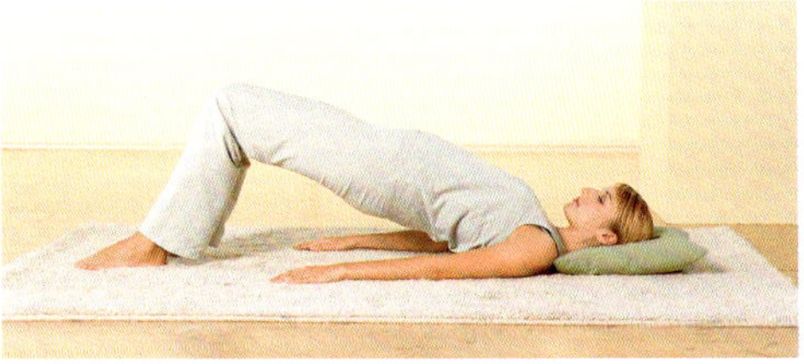

Welle
(S. 69)

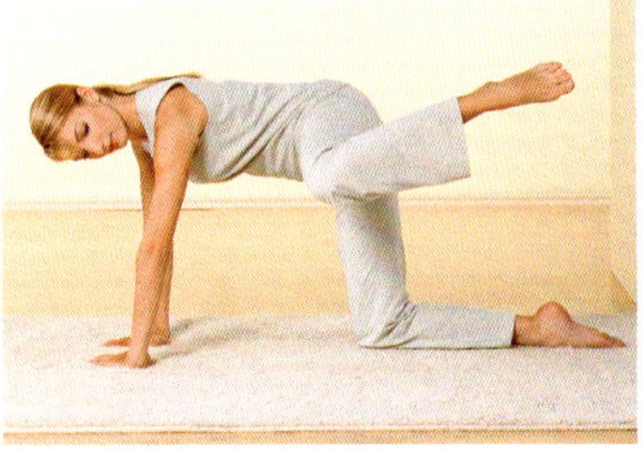

Hund (S. 84)

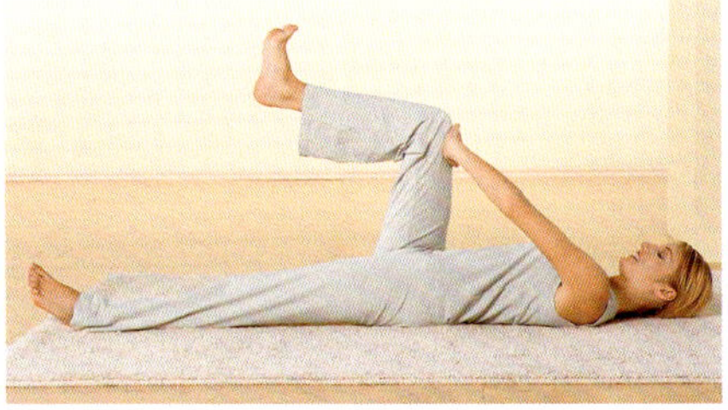

Ring (S. 84)

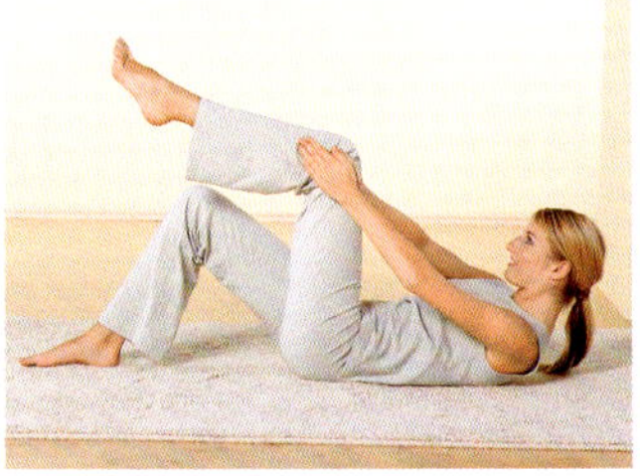

Äquator (S. 84)

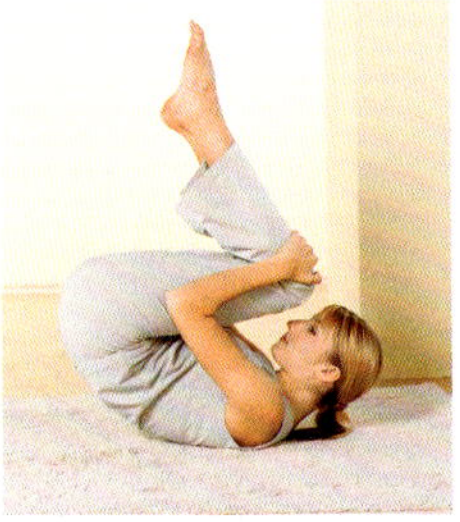

Schaukel (S. 71)

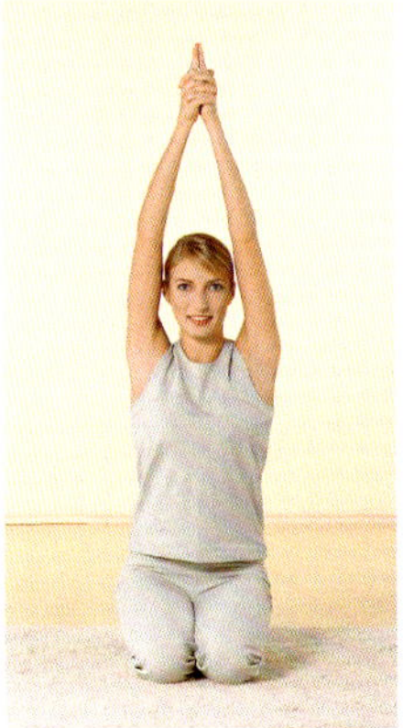

Sat Kriya (S. 81)

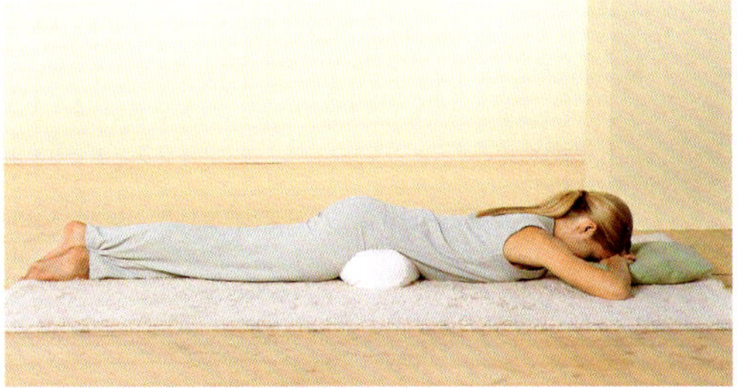

Hügel (S. 75)

Register

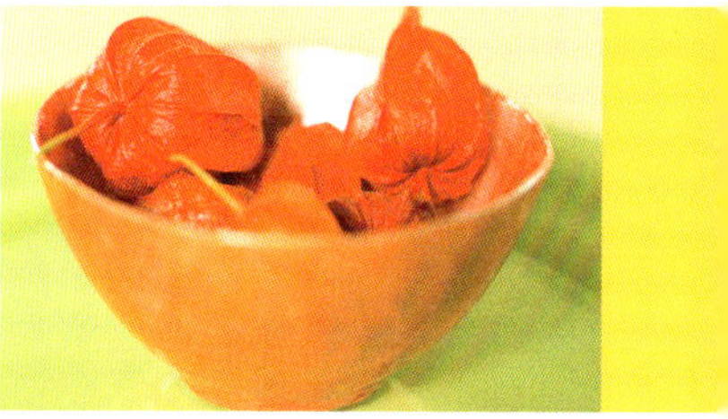

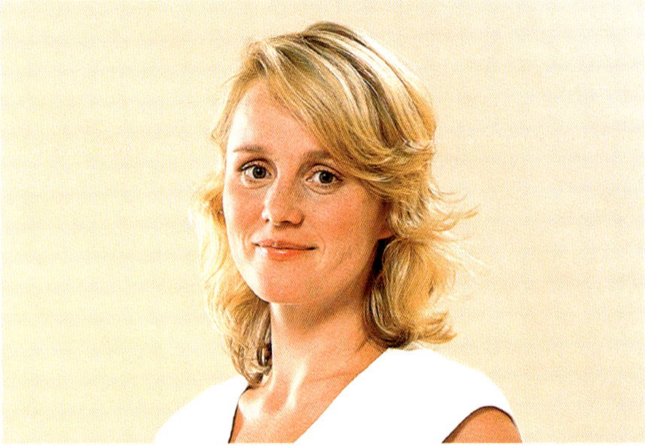

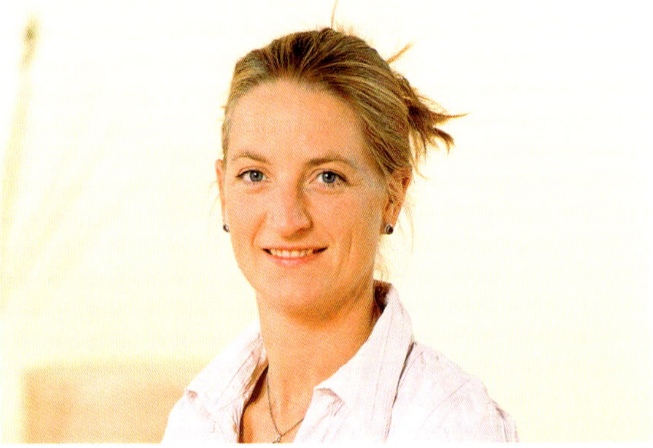

Die Autorinnen

Heike Oellerich

1972 geboren, zwei Kinder, Organisatorin, Administratorin und Projektleiterin, Expertin in sportwissenschaftlichen Themen und Ernährungsfragen, Autorin von Fachartikeln und »Gymnastik in der Schwangerschaft«, blv

Miriam Wessels

1970 geboren, fünf Kinder, Diplom-Sportwissenschaftlerin, körperorientierte Gestalttherapeutin (IGTC), NIA-Technique-black-belt-Lehrerin, DTB-Kursleiterin für Beckenbodentraining und Schwangerschaftsgymnastik, Kundalini-Yoga-Lehrerin für Erwachsene und Kinder, Autorin von »Gymnastik in der Schwangerschaft«, blv

Literaturnachweis

Balaskas, Janet: Yoga für werdende Mütter. Kösel 1995

Bolesta-Hahn, Verena: Yoga für Schwangere. Falken Verlag, Niedernhausen 1985

Focali, Ilona: Yoga für eine sanfte Geburt. Urania Verlag, Berlin 1996

Fritsch, Martha: Yoga für Schwangere. Schirner Verlag, Darmstadt 2004

Freedman, Francoise: Yoga in der Schwangerschaft. Dorling Kindersley, London 2004

Gach, Michael: Aku-Yoga. Kösel, München 1985

Gottschall, Christina / Heilig, Sabine / Braun, Alexander: 9 Monate aktiv und fit. blv, München 1998

Häfelinger, Ulla: Gymnastik für den Beckenboden. Meyer & Meyer Verlag, Aachen 1999

Höfler, Heike: Schwangerschaftsgymnastik. blv, München 2002

Höfler, Heike: Beckenbodengymnastik. blv, München 2003

Höfler, Heike: Training für den Beckenboden. blv, München 2005

Khalsa, Tarn Taran Kaur: Yoga für werdende Eltern – Vorbereitung auf die Geburt. Papyrus, Hamburg 1985

Lindell, Lucy: Yoga. Mangalam Books, Lautersheim 2003

Rhyner, Hans: Richtig Yoga. blv, München 2004

Sharamon, Shalila; Baginski, Bodo: Das Chakra-Handbuch. Windpferd, Durach 1989

Singh, Satya: Das Kundalini Yoga Handbuch für Gesundheit von Körper, Geist und Seele. Heyne Verlag, München 2000

Stülpnagel, Bettina: Ich bin schwanger: Yoga für mein Wohlbefinden. Rowohlt Verlag, Reinbek bei Hamburg 2003

Wessels, Miriam / Oellerich, Heike: Gymnastik in der Schwangerschaft. Mit Übungen zur Rückbildung. blv, München 2005

Witt, Ute / Noh, Barbra: Yoga – das Übungsbuch. blv, München 2004

Hinweis
Das vorliegende Buch wurde sorgfältig erarbeitet. Dennoch erfolgen alle Angaben ohne Gewähr. Weder Autoren noch Verlag können für eventuelle Nachteile oder Schäden, die aus den im Buch vorgestellten Informationen resultieren, eine Haftung übernehmen.

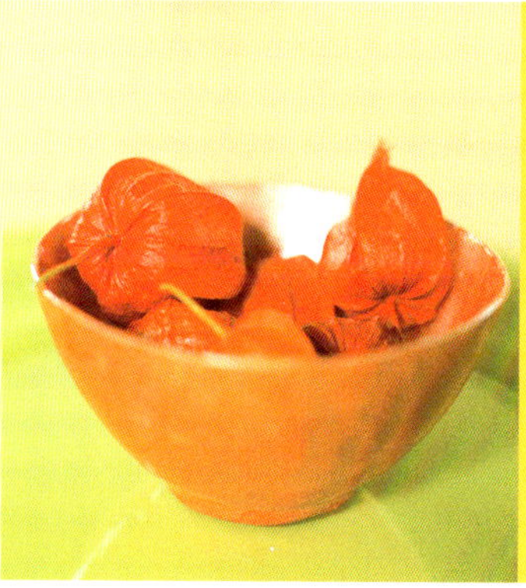

Bibliographische Information der Deutschen Bibliothek

Die Deutsche Bibliothek verzeichnet diese Publikation in der Deutschen Nationalbibliographie; detaillierte bibliographische Daten sind im Internet über http://dnb.ddb.de abrufbar.

BLV Buchverlag GmbH & Co. KG
80797 München

Wir bedanken uns bei IKEA Eching und Kokon München für die freundliche Unterstützung.

Bildnachweis:
Alle Fotos Antje Anders, München
Hair & Make up: Judith Gutsche
Grafiken: Sandra Menke, Osnabrück

Umschlaggestaltung: Sabine Fuchs, fuchs_design, Ottobrunn
Umschlagfotos: Vorderseite: gettyimages;
Rückseite: Antje Anders

Lektorat: Manuela Stern
Herstellung: Ruth Bost
Layoutkonzept Innenteil: fuchs_design, Ottobrunn
Layout und Satz: Uhl + Massopust, Aalen

Gedruckt auf chlorfrei gebleichtem Papier

Printed in Germany
ISBN-10: 3-8354-0057-6
ISBN-13: 978-3-8354-0057-3

Eine kleine Auswahl aus unserem grossen Programm

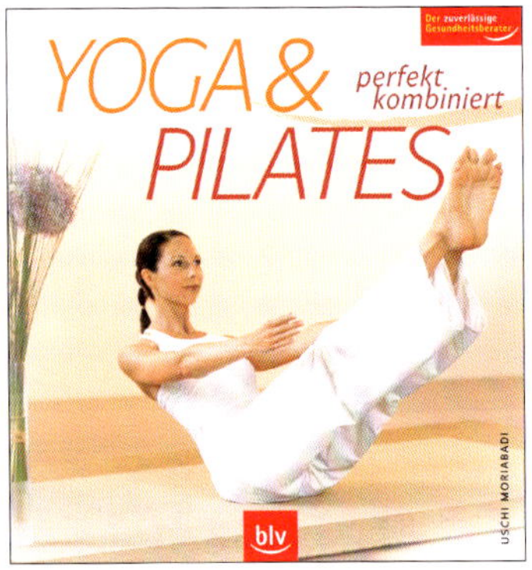

Uschi Moriabadi
Yoga & Pilates
Das optimale Training zum Kräftigen, Dehnen und Entspannen mit Kurzprogrammen für spezielle Ziele, z.B. Aufwachen oder Stressabbau.
ISBN 3-8354-0007-X

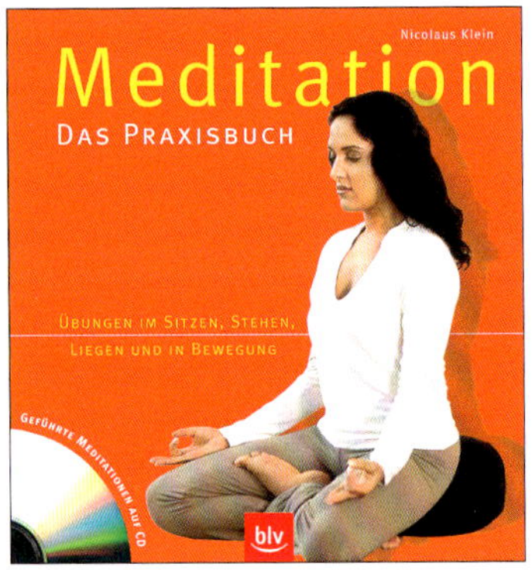

Nicolaus Klein
Meditation – Das Praxisbuch
Grundlagen und Wirkung; Meditation im Sitzen, Stehen, Liegen und in Bewegung (Yoga, Tai Chi, Qi Gong, Tanz); mit CD zum Üben: 4 geführte Meditationen.
ISBN 3-405-16934-8

Siegbert Engel
Qi Gong – Das Übungsbuch
Geschichte des Qi Gong, Grundlagen, Übungen für Atmung, Haltung, Bewegung, Entspannung, Selbstmassage.
ISBN 3-405-16788-4

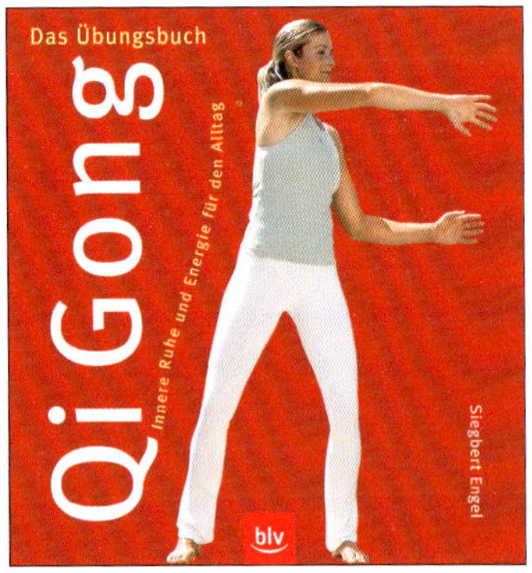

Jerry Goldberg
Autogenes Training
Entspannt und ausgeglichen, selbstbewusst und stark, klar und konzentriert, glücklich und zufrieden: Ruhe und innere Kraft in nur 4 Wochen; mit geführten Übungen auf CD.
ISBN 3-8354-0046-0

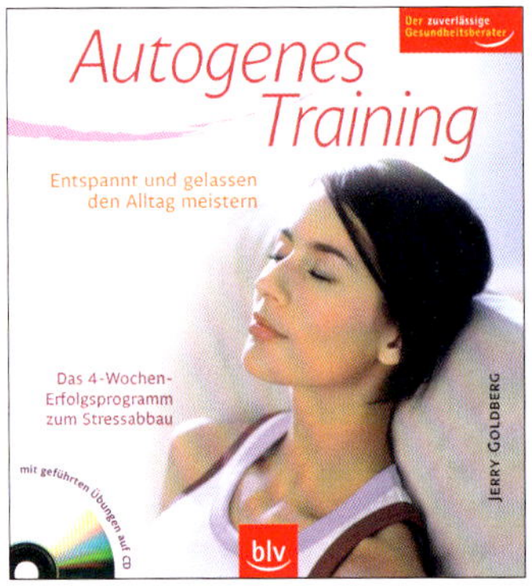

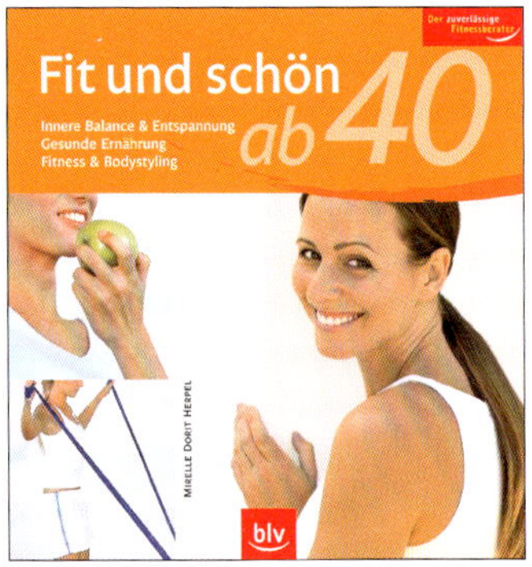

Mirelle Dorit Herpel
Fit und schön ab 40
Attraktiv bleiben, fit sein, sich wohl fühlen ab 40: gesunde Ernährung, Fitness und Bodystyling, innere Balance und Entspannung – mit Übungsprogrammen für zu Hause.
ISBN 3-8354-0008-8

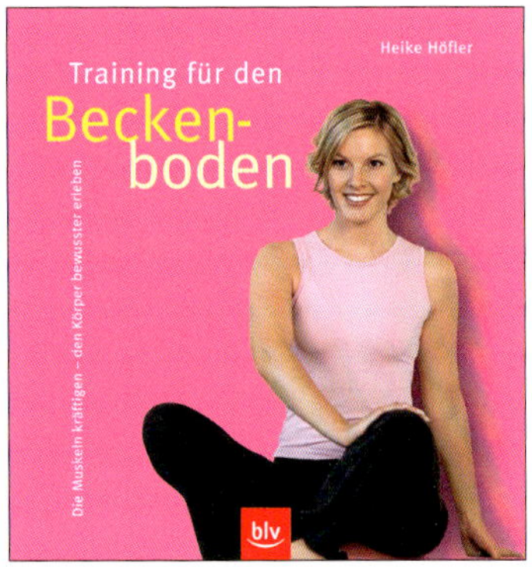

Heike Höfler
Training für den Beckenboden
Übungen zur Stärkung der Beckenbodenmuskulatur, Training bei gesundheitlichen Problemen; Wirkung auf Körper, Psyche und Selbstbewusstsein.
ISBN 3-405-16787-6

Thorsten Dargatz
Slow-Motion-Fitness
Das Trainingskonzept der Zukunft – minimaler Zeitaufwand, maximale Ergebnisse: Grundprinzipien und Wirkungsweise, Fitness-Test, Übungsprogramme für zu Hause und fürs Fitness-Studio, Ernährung und Entspannung.
ISBN 3-8354-0004-5

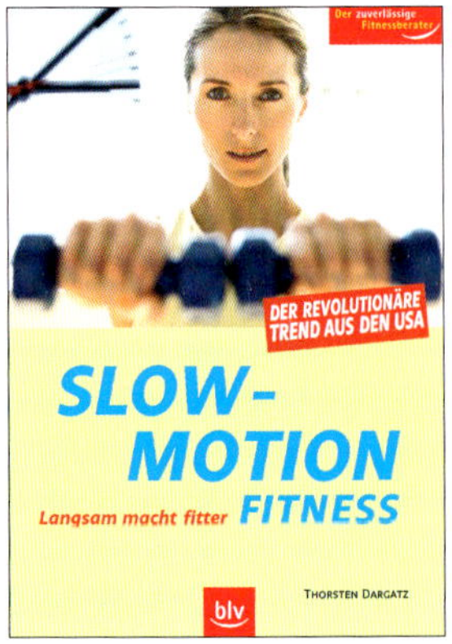

Dr. Antje Materna/
Rimbert Westerkamp
Rücken – fit und schmerzfrei!
Medizinische Grundlagen; Trainingsprogramme zum Dehnen, Mobilisieren, Kräftigen und Entspannen; mit speziellen Übungen für Kinder, Senioren und Schwangere, fürs Büro und bei chronischen Beschwerden.
ISBN 3-405-16494-X

Gunda Slomka/Petra Regelin
Stretching – aber richtig!
Der umfassende Ratgeber nach neuestem Stand der Sportwissenschaft: Grundlagen und Übungsprogramme für die gezielte Muskeldehnung, auch speziell für einzelne Sportarten und für verschiedene Alltagssituationen.
ISBN 3-405-16801-5

Die zuverlässigen Berater

BLV Bücher bieten mehr:

- mehr Wissen
- mehr Erfahrung
- mehr Innovation
- mehr Praxisnutzen
- mehr Qualität

Denn 60 Jahre Ratgeberkompetenz sind nicht zu schlagen!

Unser Buchprogramm umfasst rund 800 Titel zu den Themen

Garten · Natur · Heimtiere · Jagd · Angeln · Sport · Golf · Reiten · Alpinismus · Fitness · Gesundheit · Kochen.

Ausführliche Informationen erhalten Sie unter **www.blv.de**

Dass Sie sich gut beraten fühlen – das ist unser Ziel. Falls Sie Fragen und/oder Anregungen haben, schreiben Sie uns bitte:

BLV Buchverlag GmbH & Co. KG
Lektorat · Lothstraße 19
80797 München
Postfach 40 02 20
80702 München
Telefon 089/12705-0 · Fax -545
E-mail: blv.verlag@blv.de

blv

Mehr Erlesen!